Beiträge zur Kenntniss

der

Endigung der sensiblen Nerven.

INAUGURAL-DISSERTATION

der

medicinischen Facultät zu Strassburg i. E.

vorgelegt von

VICENTE IZQUIERDO

aus Santiago (Chile).

STRASSBURG

Verlag von KARL J. TRÜBNER.

1879.

Gedruckt mit Genehmigung der medicinischen Facultät zu Strassburg im Elsass.

Referent: **Prof. Dr. Waldeyer.**

Herrn Professor Dr. WALDEYER

als Zeichen der Freundschaft und Dankbarkeit

gewidmet vom

Verfasser.

Strassburg, Universitäts-Buchdruckerei von J. H. Ed. Heitz.

Einleitung.

Nach dem Stande unserer gegenwärtigen Kenntnisse im Gebiete der peripherischen sensiblen Nervenendigungen kann man dieselben in zwei grosse Gruppen eintheilen: die eine setzt sich aus solchen zusammen, bei welchen der nackte Axencylinder in seine Axenfibrillen sich auflöst, die von einander isolirt in den Geweben in verschiedener Weise ihr Ende finden; die andere besteht aus solchen, bei welchen der blasse Axencylinder, ohne sich in seine Elemente aufzulösen, endigt. Die Art und Weise der Endigung ist in beiden Gruppen ziemlich mannichfaltig, doch lassen sich einige gemeinschaftliche Merkmale für jede aufstellen. Für die erstere Gruppe ist charackteristisch, dass die Endigung der Axenfibrillen niemals von Schutzorganen und anderen Vorrichtungen für besondere physiologische Zwecke umgeben ist; bei der letzteren sind fast stets solche vorhanden. Möglicherweise kommt auch jeder Gruppe eine andere Function zu.

In der ersten Gruppe kann man vier Varietäten unterscheiden, nämlich: Endigung der Axenfibrillen in Zellen, frei, in Endnetze und in Endknöpfchen. Die Endigung in Zellen ist sicher für solche nachgewiesen, die dem obern Keimblatte angehören, wenigstens bei niederen Vertebraten (Fühlzellen des Amphioxus von Langerhans); dagegen ist eine solche einfache Endigung von Axenfibrillen in Epithelzellen bei höheren Vertebraten noch nicht sicher constatirt, eben so wenig für Zellen des mittlern Keimblatts (Hornhautzellen, Kühne, Lipmann). Auch die Endigung in eigenthümlichen sternförmigen Zellen zwischen Epithelzellen gelegen (Langerhans'sche Zellen) wird noch lebhaft bestritten. Die freie Endigung zwischen den Elementen der Gewebe ist für das Epithel der Hornhaut unzweifelhaft geworden und wird auch für dasjenige des Oesophagus behauptet.

In Betreff der Endnetze, die lange Zeit hindurch als für die Hornhaut charakteristisch betrachtet wurden, ist man neuerdings geneigt, dieselben nicht länger als wahre Nervenendigungen aufzufassen. Auch die Existenz der Endknöpfe, die von Cohnheim in der Hornhaut und von Andern auch in Schleimhäuten angenommen wurden, wird vielfach in Abrede gestellt. Man kann daher nur die ersten zwei Varietäten als sicher nachgewiesen betrachten.

Die zweite Gruppe kann man in zwei Abtheilungen trennen. In der einen (und sie umfasst fast alle weiter beschriebenen Endigungen) sind die Endigungen von Schutzorganen und anderen besonderen Vorrichtungen umgeben; in der andern fehlen dieselben. In letztere Abtheilung kann man vielleicht die neuerdings von Rollett und Sachs in den Sehnen beschriebenen Nervenschollen einreihen. In der ersten endigt der blasse Axencylinder entweder frei (und hierher gehören ein Theil der Pacini'schen Körperchen, die

Endkolben der Genitalien und theilweise die länglichen Endkolben), oder in eigenthümliche Anschwellungen oder Knöpfchen (zu diesen ist der grösste Theil der Pacini'schen Körperchen sowie ein Theil der Endkolben zu rechnen), oder in sogenannte Tastscheiben, die zwischen zwei Epithelzellen sich befinden (hierher gehören die Tastkugeln der Ente und aller Wahrscheinlichkeit nach die Tastkörperchen des Menschen und des Affen). Es bleiben noch einige schwer unterzubringende Endigungsweisen übrig, z. B. die rundlichen Endkolben der Conjunctiva des Menschen sowie die Gelenkkörperchen, da die Art und Weise wie der Nerv in ihnen sein Ende findet, nicht sicher bekannt ist. Die Endkörperchen von Inzani, die zu der zweiten Gruppe zu rechnen wären, sind von Niemanden weiter constatirt worden und liegt hier wahrscheinlich eine Täuschung vor. Die Schutzhüllen und besonderen Apparate dieser Endigungen sind sehr mannichfaltig; manchmal sind es, wie z. B. bei den Tastscheiben, nur zwei grosse Epithelzellen; in der Mehrzahl der Fälle ist die Terminalfaser mit ihrer Endigung in eine homogene, granulirte Masse (Innenkolben) eingelagert, die von einer bindegewebigen Kapsel umgeben ist, deren Schichten manchmal eine sehr verwickelte Anordnung zeigen (Pacini'sche Körperchen), andere Male sehr einfach sind (Endkolben, Endkapseln, etc.). Die Endigung eines ganzen Axencylinders in Zellen ist sehr zweifelhaft geworden, nachdem der letzte von Merkel und Ditlevsen gemachte Versuch (Tastzellen), dieselbe aufrecht zu erhalten, von keiner Seite eine Bestätigung gefunden hat; eine solche Art und Weise der Endigung scheint daher eine Eigenthümlichkeit der ersten Gruppe zu sein.

Eine andere Eintheilung, welche sich namentlich vom physiologischen Standpunkte aus empfehlen dürfte, wäre in Endigungen mit besonderen Hülfsvorrichtungen (Tastkörper, Tastkugeln, Endkolben, Pacini'sche Körperchen, electrische Organe), dann in Endigungen mit einfachen Zellen (Endzellen), Fühlzellen (Langerhans), Tastzellen (Merkel, Ditlevsen), Langerhans'sche sternförmige Zellen, etc., und endlich in freie Endigungen ohne jegliche besondere Vorrichtungen (Endspitzen, Endknöpfchen). Hierbei sehen wir von den sehr zweifelhaften Endnetzen ab.

Um über diese verschiedenen Endigungsweisen ein eigenes Urtheil zu gewinnen und zur Aufklärung der mannichfachen noch bestehenden Differenzen beizutragen, habe ich im anatomischen Institute zu Strassburg unter Leitung von Professor Waldeyer eine Reihe von Untersuchungen über Nervenendigungen aus den verschiedenen Gruppen angestellt, deren Resultate ich in den folgenden Kapiteln vorlege.

KAPITEL I.

Endigung der Nerven in der Hornhaut.

Es gibt kaum eine Frage in der ganzen Histologie, die der Gegenstand so vieler und so mannichfaltiger Untersuchungen gewesen wäre, wie die Frage nach der Endigungsweise der Hornhautnerven. Die Literatur hat einen solchen Umfang erreicht, dass es sehr schwierig ist, eine vollkommene Uebersicht über dieselbe zu erhalten. Trotzdem harrt noch eine Anzahl wichtiger Punkte ihrer Lösung.

Im Jahre 1874 bezeichnete Waldeyer in seiner trefflichen Arbeit über die Hornhaut, im Handbuch von Græfe und Sæmisch, folgende Fragen als noch ungelöst: 1) Endigen die Nerven in der Hornhaut selbst oder im Epithel, in besonderen Organen, oder bilden sie Plexus oder Netze? 2) Laufen die Nervenfasern sämmtlich oder zum Theil im Epithel frei aus, oder treten sie irgendwo mit den Epithelzellen selbst in Verbindung? 3) Verbinden sich die Nerven mit den Hornhautzellen selbst? 4) Befinden sich überhaupt Endigungen in der eigentlichen Hornhautsubstanz? 5) In welcher Beziehung stehen die Nerven zur Descemet'schen Membran und ihrem Epithel? 6) In welchen Bahnen verlaufen die Nerven in der Substanz der Hornhaut? — Wir möchten noch hinzufügen: 7) Ist der subepitheliale Plexus ein wahrer Plexus oder ein Netz?

8) Existirt ein intraepitheliales Netz, wie Klein und Waldeyer es behaupten? — Wir lassen hier die fünfte und sechste Frage unberücksichtigt, da unsere Untersuchungen sich auf die Endigung im Parenchym selbst und dem Epithel beschränkt haben; est ist daher nicht unsere Absicht, den Ursprung, Eintritt und Verlauf der grossen Nervenstämme zu verfolgen, Verhältnisse die schon durch die klassischen Arbeiten von Hoyer, Kölliker, Cohnheim, His, Waldeyer, etc., klargelegt worden sind, und in Bezug auf welche Alle im Wesentlichen mit einander übereinstimmen. Wir wollen nur hier bemerken, dass neuerdings Königstein (43) behauptet, dass in Begleitung der grossen Stämme, feine, isolirte Axenfibrillen in die Hornhaut eindringen, die sich rückwärts in die Ciliarnerven und die Wurzeln des Nervus trigeminus verfolgen lassen; es ginge daher nur ein Theil der Terminalfasern aus Verästelungen der grossen Stämme hervor, der andere ginge schon als Fäserchen feinsten Kalibers aus den Centralorganen selbst hervor.

Bei Zusammenstellung der Literatur benutzten wir die Arbeiten von Hoyer und Waldeyer, mit Hinzufügung der seitdem erschienenen Publicationen. Da wir uns besonders mit den letzten Verzweigungen der Nerven beschäftigt haben, so beschränken wir uns darauf, hier einen geschichtlichen Ueberblick über den Stand dieser Frage zu geben. Pappenheim (57) war 1842 der Erste, der von den Endigungen der Nerven in der Hornhaut spricht (vor ihm stritt man darüber, ob die von Schlemm (64) im Jahre 1830 entdeckten Nerven wirklich solche seien, sowie über ihren Ursprung und Eintritt in die Hornhaut); er behauptet, dass die Nerven mit Endschlingen aufhören. Im Jahre 1845 stellt Purkinje (58) die Ansicht auf, dass die Nerven geschlossene Netze bilden; «es scheint,» sagt er, «dass kein einziges Fädchen in der Substanz der

Hornhaut sich verliere und eben so wenig in die äussere Conjunctiva übergehe, so dass es das Ansehen hat, wie wenn man ein in sich geschlossenes Netz vor sich hätte.» Luschka (47) (1850) hält die Endschlingen von Pappenheim für Capillarschlingen, die so fein seien, dass die Blutkörperchen nicht durch dieselben hindurch gehen könnten; ausserdem beschreibt er Nervenfädchen, die sich in solchem Grade verdünnen sollen, dass sie nicht mehr zu verfolgen seien; er hält dieselben für die Endigungen der Nerven. Struve (65) (1851) spricht von Schleifen und Schlingen, welche die Nerven in der Hornhaut bilden, um dann in die Sclera zurückzulaufen. Kölliker (38) (1854) war nicht im Stande, die letzte Endigung der Nerven nachzuweisen; er beschreibt nur das oberflächliche Nervennetz. Nach seinen Untersuchungen im Jahre 1856, betrachtet His (26) das nahe der vordern Fläche liegende Netz, welches durch Theilung und Anastomosirung der Primitivfasern, die nie frei endigen, entstanden ist, als Terminalnetz, in dessen Knotenpunkten Ganglienzellen vorhanden seien. His stellt irgend welche Verbindung mit den Hornhautzellen oder ihren Ausläufern in Abrede. Nach den Untersuchungen von His spielt dieses Netz eine grosse Rolle in der Geschichte der Hornhautnerven. Remak (61) (1856) widerspricht dieser Ansicht, da er die Nerven niemals Netze bilden sah; die Ganglienzellen sollen nur Elemente des Bindegewebes sein. Nach Henle (28) soll das Terminalnetz von His nur aus leeren Capillaren bestehen. Im Jahre 1857 beschrieb Leydig (49) ein Terminalnetz in der Hornhaut der Fische. Krause (41) behauptet in seinem im Jahre 1860 erschienenen Buche über die terminalen Körperchen, dass manche marklose Fasern mit knopfförmigen Anschwellungen endigen; er ist jedoch nicht ganz davon überzeugt, dass diese Gebilde normal sind, und betrachtet mit

Henle das Terminalnetz als Ueberbleibsel des Capillarnetzes, welches beim Embryo die Hornhaut bedeckt. Coccius (11) (1859) hält die in den Knotenpunkten gelegenen Ganglienzellen nicht für die wirkliche Endigung der Nervenfasern, indem die Hornhautnerven nicht in den Körpern dieser Ganglienzellen, sondern als feinste Fibrillen in den Ausläufern dieser Zellen ihr Ende finden sollen. J. Arnold (3) (1860) acceptirt das Terminalnetz von His als wahre Endigung der Nerven, er verneint jedoch die gangliöse Natur der Zellen der Knotenpunkte. Sæmisch (66) (1862) untersuchte die Nerven der Hornhaut bei einer grossen Zahl von Säugethieren und kam zu dem Ergebniss, dass ausser dem Netz von His noch ein anderes, noch oberflächlicher gelegenes vorhanden sei, welches als die wahre Endigung der Nerven zu betrachten sei. Er fand nirgends Verbindungen der Nerven mit den Hornhautzellen; auch feine Fäserchen fand er, die sich frei im Parenchym verlieren. Ciaccio (13) (1863) leugnet das Vorhandensein freier Endigungen; auch mit den Hornhautzellen sah er die Nerven keine Verbindungen eingehen; dieselben endigen in Plexus oder Netzen, und sollen die von diesen ausgehenden feinsten Fäserchen unmittelbar hinter der Bowman'schen Membran sich befinden.

Im Jahre 1864 gab Kühne (36) seine wichtigen Untersuchungen über die Endigung der Nerven in der Hornhaut des Frosches heraus; er kam zu dem Ergebnisse, dass die Endfibrillen, die aus dem durch Durchflechtung der Axenfibrillen gebildeten Plexus hervorgehen, in den Ausläufern der Hornhautzellen endigen; die varicöse Substanz der Fibrillen verschmilzt innig mit den Protoplasmafortsätzen. Alle Zellen wären in direkter oder indirekter Verbindung mit den Nerven. Er betrachtet letztere als eine besondere Art von motorischen Nerven, unter deren Einfluss die Bewegungen des Protoplasma's der Zellen, die er zuerst gesehen hat, stehen sollen.

Bis hierher drehen sich alle Untersuchungen um die Frage des Terminalnetzes und die Endigung der Nerven in den Zellen des Parenchyms. Bisher hatte man nicht daran gedacht, dass die Nerven die Bowman'sche Membran überschreiten könnten; bald sollten jedoch Entdeckungen von epochemachender Wichtigkeit in der Geschichte der Hornhautnerven folgen. Im Jahre 1866 publicirte Hoyer (24) eine Mittheilung, in welcher er zu beweisen suchte, dass die Terminalnetze nicht die wahre Endigung der Nerven seien, sondern nur Plexus, in welchen die Fibrillen nicht mit einander anastomosiren, sondern sich nur durchflechten; von den Knotenpunkten gehen Fibrillen aus, welche die Bowman'sche Membran durchbohren und im Epithel sich verlieren, wo er sie nicht weiter verfolgen konnte; er vermuthet nur, dass sie in demselben auch Plexus bilden. Bald nachher kam Lightbody (50) zu dem Ergebnisse, dass die Knotenpunkte der Netze wahre Ganglienzellen seien, die mit einander durch gleich dicke, nicht varicöse Fasern in Verbindung stehen; die feinsten Ausläufer der Nerven bilden ein unmittelbar unter dem Epithel gelegenes Netz; nirgends treten sie mit den Hornhautzellen in Verbindung. Zu derselben Zeit wie Hoyer untersuchte Cohnheim (9) die Endigung der Nerven in der Hornhaut, wobei er zum ersten Male die Färbung mit Goldchlorid anwandte, und kam dabei zu sehr wichtigen Resultaten. Auch er beweist, dass die Terminalnetze nur Plexus sind; von dem oberflächlichsten gehen Fibrillen in die Membrana elastica anterior, welche dieselbe jedoch nicht perforiren, wie Hoyer meint, sondern sich in ihrer Substanz selbst in Büscheln feinster varicöser Fasern verästeln; er bezeichnet desshalb die Bowman'sche Membran als stratum nervosum. Durch Anastomosen dieser kernlosen Fibrillen entsteht ein zierliches Nervengitter, von welchem feine Fäserchen zwischen die Epithelzellen und bis zur Oberfläche vordringen, woselbst sie in frei in der Thränenflüssigkeit flottirenden knopfförmigen Anschwellungen endigen. Wenige Wochen später erschien eine Mittheilung von Kölliker (39), in welcher er fast alle wichtigen Betrachtungen von Hoyer und Cohnheim bestätigte; die rami perforantes aus Fibrillen zusammengesetzt, durchdringen die Bowman'sche Membran und bilden einen Plexus, der nicht, wie Cohnheim glaubt, in der Substanz derselben liegt, sondern auf ihrer vordern Fläche unmittelbar unter dem Epithel; er nennt ihn Subepithelialplexus. Beim Meerschweinchen bildet er ein wahres Netz, beim Kaninchen sind Anastomosen seltener. Kölliker nimmt das Vorhandensein von Endfasern im Epithelium an, er verneint jedoch, dass sie frei in der Thränenflüssigkeit flottiren, wie Cohnheim meint; er gibt zu, dass sie bis zur Oberfläche vordringen, ohne aber die letzte Schicht zu durchsetzen. Auch die Endigung der Nerven in den Hornhautzellen und in den Epithelzellen der Descemet'schen Membran bestreitet er. Von einem Plexus, der nahe der letztern liegt, gehen feine Fibrillen aus, die frei im Parenchym endigen. — In seiner zweiten Arbeit hält Cohnheim (10) seine früheren Angaben über die freie Endigung der Nerven an der Oberfläche aufrecht, nimmt aber ausserdem an, dass die Nerven auch in den oberflächlichsten Schichten des Epithels endigen. Der Subepithelialplexus wäre ein wahres Netz. — Engelmann (19) (1867), in seiner bekannten Arbeit über die Hornhaut des Frosches, nimmt das Vorhandensein von Endfibrillen an, die sich zwischen den oberflächlichsten Epithelzellen verlieren; er findet jedoch keine Endigung in den Hornhautzellen, eben so wenig freie im Parenchym. Dwight (16) (1869) bekämpft ebenfalls die Ansicht von Kühne.

Tolotschinow (68) (1867) findet keine Verbindung mit den Hornhautzellen; der Subepithelialplexus ist ein Netz, und die Terminalfasern, die von demselben ausgehen, endigen in der Schicht der runden oder platten Zellen stets mit kolbenförmigen Verdickungen. Petermöller (59) betrachtet die oberflächlichsten Plexus in der Hornhaut selbst als wahre Netze; im Epithel findet man Netze von feinen varicösen Fasern, die in allen Schichten desselben liegen und bis an die Oberfläche vordringen; Verbindungen mit den Hornhautzellen sah er nicht. Rollett (62) (1871) behauptet, dass die feinen Fibrillen des Plexus der Hornhaut sich allmählich im Parenchym derselben verlieren, ohne dass man im Stande wäre über ihr Ende ein bestimmtes Urtheil zu gewinnen; Endigungen in den Zellen sah er nicht. Freie Endigung im Epithel nimmt er an, ob jedoch nahe der Oberfläche ein Plexus oder Netz vorhanden sei, lässt er unentschieden. Moseley (53) sah in Goldpräparaten die Nerven mit den Hornhautzellen sich verbinden, er lässt es jedoch dahingestellt sein, ob dies nicht eine durch die Reagentien bedingte Erscheinung sei. Lipmann (46) vertheidigt die Ansicht von Kühne; doch sollen die feinsten Fibrillen der Nervennetze nicht mit den Ausläufern in Verbindung treten, sondern durch das Protoplasma hindurch zum Kern sich begeben, in dessen Kernkörperchen sie endigen. Aehnliche Endigungen finde man in den Epithelzellen der Descemet'schen Membran. Er betrachtet diese Nerven als trophische Nerven. Nach Nicolajew (54) (1868) endigen die Fasern, die vom Plexus der Hornhaut selbst ausgehen, in den Hornhautzellen und in den Canälchen, jedoch findet sich bei ihm keine nähere Angabe, auf welche Weise diese Endigung erfolgt. Einige Fibrillen endigen in der Substanz der Bowman'schen Membran selbst; er leugnet jedoch, dass sie durchdringen, und daher auch die Existenz eines Subepithelialplexus und freier kolbenförmiger Endigungen, wie Cohnheim meint. Lavdowsky (51) (1870) glaubt, dass die feinsten Nervenfasern mit den grösseren Stämmen in den Saftcanälchen, die mit einer Membran ausgekleidet sind, verlaufen; einige dieser Fibrillen durchdringen die Membr. elastica anterior, um den Subepithelialplexus zu bilden, andere endigen in den Wandungen der Saftcanälchen in kleinen rhombischen Plättchen; die Mehrzahl derselben dringt jedoch in die Hornhautzellen ein und endigt entweder im Kern oder Kernkörperchen. Er glaubt mit Cohnheim, dass der Subepithelialplexus in der Substanz der Bowman'schen Membran sich befindet; die von demselben ausgehenden Terminalfasern dringen in das Epithel ein, bilden daselbst ein weitmaschiges Netz, und endigen in den oberflächlichsten Schichten oder frei mit kolbenförmigen Anschwellungen; von letzterer Endigungsweise ist er jedoch nicht sicher überzeugt.

Klein (35) (1871) fand, dass im Subepithelialplexus die Fibrillen anastomosiren und ein wahres Netz bilden; diejenigen, die in's Epithel eindringen, bilden zwei Netzwerke, ein tieferes an der äussern Grenze der cylindrischen Zellen und ein oberflächlicheres zwischen den platten Zellen; letzteres ist feinmaschiger und aus dickeren Fibrillen zusammengesetzt als ersteres; die von dem oberflächlichern ausgehenden Fasern endigen nicht an der Oberfläche, sondern biegen wieder um und kehren in die tiefere Schicht zurück. Das Endothel der Descemet'schen Membran erhält ebenfalls Nerven von einem in der Nähe befindlichen Endnetz.

Inzani (33) (1872) beschreibt eine eigenthümliche Art von Terminalkörperchen, in welchen die Nerven der Hornhaut sowie vieler anderer Organe endigen sollen. In der Hornhaut liegen diese Körperchen in der tiefern Schicht des Epithels auf der Elastica anterior; sie bestehen aus einer Kapsel, die manchmal die Form einer monopetalen Corolla hat; in derselben liegt eine nervöse Knospe, zu welcher von unten eine blasse Nervenfaser tritt; am entgegengesetzten Ende treten kleine Fäserchen hervor, die in Knöpfchen endigen und den Staubfäden einer Blume sehr ähnlich sind; diese Fäserchen stehen in nahen Beziehungen zu den Geweben.

Im Jahre 1873 erschien die wichtige Arbeit von Hoyer (23), in welcher er sehr genau den unter der Bowman'schen Membran liegenden Plexus beschreibt und ihn Subbasalplexus nennt; er wäre das Terminalnetz der Autoren. Von den Knotenpunkten desselben geben aus Fibrillen bestehende Fasern aus, welche die Bowman'sche Membran durchbohren und den Subepithelialplexus bilden, der ein wahrer Plexus und nicht ein Netz ist. Die Fibrillen desselben haben bei Säugethieren im allgemeinen einen radiären Verlauf, und sind stets kernlos. Von ihnen gehen die Terminalfasern ab, welche zwischen die Epithelien eindringen; nahe der Oberfläche biegen sie um, verlaufen horizontal, sich hier und da theilend, und endigen frei; stets sind sie noch von einer dünnen Schicht Epithel bedeckt. Niemals sah er diese letzten Verzweigungen ein Netz bilden. Die Endigung in Knöpfen und die verdickten Fasern, die Manche als charakteristisch für die oberflächlichsten Schichten des Epithels halten, betrachtet er als Kunstprodukt. Die flottirenden Endknöpfe von Cohnheim sah er niemals. Auch im Parenchym der Hornhaut fand er freie Endigungen, und ist er geneigt, dieselben als normal zu betrachten; meistens findet er sie nahe der Membr. elastica anterior; Kölliker hatte sie nahe der Membr. elastica posterior gefunden. Der Subbasalplexus liegt bei Vögeln viel weiter entfernt von der Bowman'schen Membran als bei Säugethieren, die rami perforantes müssen daher viel länger sein. Blinde oder knopfförmige Endigungen konnte er in demselben nicht entdecken. Beim Frosche sah er keine Verbindungen der Nerven mit den Hornhautzellen, doch hält er es für schwer die Ansicht von Lipmann zu widerlegen, nach welcher die Nerven in den Kernkörperchen endigen.

Waldeyer (73) (1874) nennt den Subbasalplexus von Hoyer Stromaplexus, weil man nach ersterm Namen glauben könnte, dass derselbe stets hinter der Bowman'schen Membran liege, was bei Vögeln und Fröschen nicht der Fall ist. Die dickeren Stämme verlaufen in mit Endothel ausgekleideten canalförmigen Räumen, die feinen Fibrillen meistens in Saftcanälchen oder in eigenen Bahnen. Er betrachtet die Varicositäten der Axenfibrillen als von einer der Markscheide der Nerven ähnlichen Substanz herrührend, die durch die Wirkung des Goldchlorids in Form von Tröpfchen sichtbar werden. Bei aus vielen Axenfibrillen zusammengesetzten Fasern bildet diese Substanz das Bindemittel und sieht fein granulirt aus. Auch nach ihm sind der Stromaplexus und der Subepithelialplexus keine Netze. Er nimmt aber ein wahres Intraepithelialnetz an, das durch Anastomosen der Axenfibrillen gebildet wird, und als eine Art von Endigung der Nerven in der Hornhaut zu betrachten ist. Die freien Endigungen, die man manchmal im Stromaplexus sieht, können durch mangelhafte Vergoldung zu erklären sein. Frei flottirende Endigungen konnte er nicht bestätigen, eben so wenig Verbindungen mit den Epithelzellen oder ihren Kernen; auch Verbindungen mit den Hornhautzellen oder dem Descemet'schen Epithel konnte er nicht constatiren, die Körperchen Inzani's sah er ebenfalls nicht.

Nach Thanhoffer (69) (1875) setzen sich die feinen Fibrillen fort, nachdem sie mit den Fortsätzen der Hornhautzellen in Verbindung getreten sind, gehen jedoch, ehe sie das Epithel erreichen, in granulirte zellenartige Gebilde über; dieselben wären die Knotenpunkte der Autoren, und betrachtet er sie als Ganglienzellen. Von ihnen gehen Fortsätze aus, die unter dem Epithel ein feines Netz bilden; dasselbe sendet äusserst feine Fäserchen aus, die zwischen die tiefere Zellenschicht eindringen (nervuli recti) und in eigenthümlichen Körperchen endigen, die an der äussern Grenze der tiefern Epithelschicht zwischen je zwei Zellen liegen; er nennt dieselben Tastkörperchen der Hornhaut. In ihnen endigen alle Terminalfasern; oberhalb derselben existiren keine Nerven; Alles, was dort gesehen wurde, erklärt er für Kunstprodukt. Die Tastkörperchen sehen glänzend aus, besitzen eine Membran und einen Kern. Die cylindrischen Epithelialzellen, die unter ihnen liegen, nennt er Stützzellen, die platten, die über ihnen sich befinden, Deckzellen. — Durch Maceration der vergoldeten Hornhaut des Frosches in Salzsäure, Glycerin und Wasser, gelang es Königstein (45) (1875) die feinen Nervenfasern in Verbindung mit den Ausläufern der Hornhautzellen zu isoliren. Calembrun (14) konnte die Intraepithelialnetze von Klein nicht nachweisen, eben so wenig die Körperchen von Inzani und die Ganglienzellen. Es ist ihm wahrscheinlich, dass die feinen Nervenfasern in den Hornhautzellen endigen, sicher darüber ist er jedoch nicht. Er nimmt im Epithel Endigungen in kleinen Anschwellungen an, die in den oberflächlichsten Schichten sich befinden. Nach Krause (42) (1876) wäre der Subepithelialplexus nicht in unmittelbarer Berührung mit der vordern Fläche der Bowman'schen Membran, sondern durch die Fussplatten der tiefliegenden Epithelzellen von derselben getrennt.

Die Fibrillen, die von diesem Plexus ausgehen, verlaufen zum Theil horizontal und bilden einen sehr zarten intraepithelialen Plexus; die letzten Fibrillen sollen in kleinen Endknöpfchen, die nie das Epithel überragen, endigen. Ueber Endigungen in der Hornhaut selbst spricht er sich nicht aus, leugnet jedoch solche in den Hornhautzellen. Der oberflächlichere Intraepithelialplexus von Klein soll Kunstprodukt sein. Ribbert (63) (1878) behauptet im Epithel der Hornhaut des Frosches und der Säugethiere die Langerhans'schen Zellen gefunden zu haben, die in den tieferen Schichten sehr deutlich zu sehen sein sollen; er sah sie jedoch nie in Verbindung mit den Nerven treten. — Ditlevsen (18) (1878) fand in der Hornhaut der Ente, dass die perforirenden Nerven weder in Netzen, noch frei endigen, sondern immer in birnförmige Gebilde, die er Endzellen nennt. Dieselben liegen in einer trichterförmigen Vertiefung der Bowman'schen Membran, ihre zugespitzten Enden dem Boden des Trichters dabei zuwendend; hier tritt der Nerv mit den Endzellen in Verbindung.

Ehe wir zur Besprechung der von uns gemachten Beobachtungen über die Endigung der Nerven in der Hornhaut übergehen, wollen wir einige Worte über die von uns angewandte Methode vorausschicken, da die Ergebnisse, zu welchen wir in Betreff mancher Fragen gelangten, derselben zu verdanken sind. Sie ist eine in letzter Zeit von Ranvier angegebene Modification der Vergoldungsmethode Cohnheim's, die unzweifelhaft die besten Resultate gibt. Nachdem die Hornhaut nach bekannter Weise herausgeschnitten worden ist, wird sie fünf Minuten lang in frisch ausgepressten filtrirten Citronensaft gelegt, dann 20 Minuten in eine 1 % Goldschloridlösung gebracht (3 ccm. für jede Hornhaut), und hierauf in 30 gr. mit zwei Tropfen Essigsäure angesäuertes Wasser, woselbst sie verbleibt, bis die Reduction stattgefunden hat, was nach 3—4 Tagen der Fall ist. Alsdann kann sie in Alcohol gebracht werden und ist zur Untersuchung fertig. Es ist rathsam abzuwarten, bis die Färbung ganz dunkel geworden ist, damit die Schnitte nicht nachdunkeln können, was stets geschieht, wenn die Reduction noch nicht vollständig war. Bei so zubereiteten Hornhäuten haben wir bei Kaninchen den Subepithelialplexus und die Endigung der Nerven im Epithel untersucht. Zu diesem Zwecke wurden sowohl senkrechte wie horizontale Schnitte angefertigt, in Glycerin angesehen und aufgehoben. Die Endigung der Fasern des Stromaplexus wurde bei Vögeln, besonders der Taube und dem Canarienvogel untersucht, die sich vortrefflich hierzu eignen. Um die Hornhaut so durchsichtig wie möglich zu machen, ohne dabei die Nerven des Parenchyms zu schädigen, verfahren wir folgendermassen: Nachdem dieselbe 3—4 Tage in angesäuertem Wasser gelegen hatte, wurde durch Maceration, oder, was noch leichter ist, mit Messer oder Nadeln, das Epithel so vollständig wie möglich entfernt, dann wurde die Descemet'sche Membran mit ihrem Epithel mit einer Pincette losgelöst, was sehr leicht gelingt. Auf diese Weise erhält man Präparate, die durchsichtig genug sind, um mit den stärksten Vergrösserungen untersucht werden zu können und in welchen der Stromaplexus vollständig intact bleibt. Obwohl diese Präparate allmählich nachdunkeln, kann man sie noch viele Monate später bei guter Beleuchtung untersuchen. Es ist empfehlenswerth, die Hornhaut in mehrere Stücke zu theilen, oder, was besser ist, radiär gerichtete Einschnitte zu machen.

Die gröberen Geflechte werden hier nicht berücksichtigt werden, wie schon oben gesagt wurde. Ueber ihre Bildung, Ausbreitung und Lage verweisen wir auf die beiden Arbeiten von Kölliker und Cohnheim, wir werden uns hier hauptsächlich mit den Endigungen der feinsten Fibrillen des Stromaplexus beschäftigen. Derselbe wird von den zur Oberfläche emporsteigenden und sich hinter der Bowman'schen Membran ausbreitenden und durchflechtenden Fasern gebildet und liegt bei Säugethieren, wie bekannt, dicht hinter derselben, bei Vögeln, wie Hoyer bemerkt hat, viel weiter nach hinten, bei der Taube vielleicht etwas näher der Descemet'schen als der Bowman'schen Membran. Dass derselbe ein Plexus und nicht ein Netz sei, ist allgemein anerkannt. An den Knotenpunkten sieht man manchmal die bekannten Gebilde, die früher als Ganglienzellen betrachtet wurden, die aber jedenfalls bindegewebiger Natur sind. In solchen Knotenpunkten, in welchen keine Kerne vorhanden sind, sieht man eine fein granulirte Substanz, die sich mit Goldschlorid roth färbt und als eine Kittsubstanz zu betrachten ist, welche die Axenfibrillen zusammenhält. Vielleicht werden durch sie die feinen Varicositäten der letzteren bedingt, und nicht, wie Krause meint, durch Fett, dessen Eindringen hier schwer zu verstehen wäre. Bei der Taube sieht man sehr oft eine grosse Menge von ovalen Kernen im Verlaufe der Fasern, die nicht weit aus einander liegen; manchmal gehen sie seitlich an denselben vorbei, andere Male weichen sie aus einander und lassen sie zwischen sich liegen. Auch Hornhautzellen findet man, die ganz wie die Kerne gelagert sind, und sind manche derselben, die nur kurze Fortsätze haben, kaum von den Kernen zu unterscheiden. Ob diese Hornhautzellen mit den Nervenfasern in Verbindung stehen, lässt sich mit Sicherheit nicht angeben.

Bis jetzt wurde die Endigung der Axenfibrillen des Stromaplexus fast ausschliesslich beim Frosch untersucht; nach unseren Erfahrungen ist jedoch die Hornhaut desselben sehr wenig zu solchen Zwecken geeignet, da die Saftcanälchen und die Fortsätze der Hornhautzellen, die mit denselben anastomosiren, so zahlreich sind, und sich gerade so wie die Axenfibrillen mit Gold färben, dass es gewöhnlich unmöglich ist, Nerven und Saftcanälchen von einander zu unterscheiden; auch münden letztere, wie v. Recklinghausen nachgewiesen hat, in die Bahnen der Nerven ein. Weit besser ist die Hornhaut mancher Vögel, besonders der Taube, zu diesen Untersuchungen geeignet, bei welcher die Saftcanälchen viel weniger entwickelt sind und sich nicht so dunkel färben wie die Nerven. Die Ausläufer der Zellen sind ebenfalls viel kürzer und behält die Grundsubstanz eine ziemlich gleichmässige Durchsichtigkeit; man kann daher sehr leicht die Axenfibrillen, die in ihrem ganzen Verlauf ohne Schwierigkeit zu verfolgen sind, von den Zellenfortsätzen und Saftcanälchen unterscheiden. Bei der Taube ist der Stromaplexus sehr weitmaschig, mit wenigen Knotenpunkten; die Nervenfasern verästeln sich allmählich, nur selten mit einander anastomosirend, und endigen als rami perforantes. Beim Canarienvogel dagegen findet man einen sehr engmaschigen Stromaplexus mit vielen Knotenpunkten; ausser den grossen Fasern findet man in den zwischen ihnen liegenden Lücken eine grosse Zahl kleiner blasser Nervenfasern, die in demselben sich verästeln, so dass der Stromaplexus in der Peripherie wie im Centrum fast gleich reich an Nerven ist. Man sieht von demselben zwei verschiedene Arten von Endfasern ausgehen, die auch verschieden endigen. Die einen, die stets aus Axenfibrillen zusammengesetzt sind, ziehen nach vorn, durehbohren die Membrana elastica anterior und zerstreuen sich im Epithel: es sind die Rami perforantes. Nach unseren Beobachtungen gehen dieselben selten von den Knotenpunkten aus; meistens gehen sie aus den letzten Verzweigungen der grossen Nervenfasern hervor, wie leicht zu beobachten ist, wenn man bei schwacher Vergrösserung dieselben verfolgt. Der Verlauf dieser Fasern im Parenchym ist kürzer als der der andern Art. Diese letzteren sind sehr feine Axenfibrillen, die im Verlauf eines grössern Nerven von demselben ausgehen, und die fast nie die wahre Endigung eines solchen sind; sehr selten entspringen sie an einem Knotenpunkte. Diese Axenfibrillen sind fein varicös, und haben einen sehr langen unregelmässigen Verlauf. Manchmal gehen sie am Rande der Hornhaut ab und endigen in der Mitte, indem sie sich entweder gar nicht verästeln oder sich in zwei oder drei Axenfibrillen theilen (Taf. I, Fig. 2), die dann verschiedene Bahnen verfolgen; indem sie in ihrem Verlaufe manchmal rechte Winkel bilden, nähern sie sich der Membrana elastica anterior, selten der posterior, bleiben aber stets im Parenchym; sehr selten verlaufen sie von Anfang bis Ende in derselben Ebene. Diese Axenfibrillen, die ganz unzweifelhaft das Parenchym der Hornhaut innerviren, liegen in eigenen feinen Röhren, sehr oft jedoch in den Saftcanälchen selbst; hieraus lässt sich ihr rechtwinkliger Verlauf erklären. Sie endigen auf zweierlei Art und Weise: erstens ganz frei, indem sie plötzlich aufhören, ohne irgend welche Verdickung an ihrem Ende zu zeigen oder eine Verbindung mit einem andern Gebilde einzugehen. Diese freien Endigungen, die man auch in den besten Präparaten findet, werden von manchen Autoren, z. B. Waldeyer, als eine Folge mangelhafter Vergoldung betrachtet, während andere, z. B. Hoyer, sie als normal ansehen. Wir schliessen uns der Meinung

Hoyer's an, denn da die freie Endigung im Epithel ganz unzweifelhaft geworden ist, hat die Annahme, dass auch im Parenchym dieselbe vorkommt, nichts Unwahrscheinliches. Ausserdem wäre es sehr sonderbar, wie Hoyer bemerkt, dass, wenn schlechte Vergoldung zu beschuldigen wäre, man manchmal eine Fortsetzung der unterbrochenen Axenfibrille finden müsste, was niemals der Fall ist. Es ist möglich, dass diese Axenfibrillen zur Innervation der Hornhautzellen bestimmt waren, aber in ihrer Entwickelung gehemmt wurden.

Die Mehrzahl der Axenfibrillen endigt in den protoplasmatischen Ausläufern der Hornhautzellen; die Substanz der ersteren verschmilzt so innig mit den letzteren, dass es unmöglich ist zu entscheiden, wo der Nerv aufhört und das Protoplasma anfängt. Manchmal sieht man die Varicositäten der Axenfibrillen sich eine kurze Strecke in die Ausläufer der Zellen hinein erstrecken, bis zum Kern konnten wir sie jedoch nicht verfolgen. Hier und da tritt eine Fibrille, ohne sich zu verästeln, zu einem Zellenfortsatz (Fig. 3), andere Male theilt sie sich vorher, und tritt dann jeder Zweig mit einem Ausläufer in Verbindung, der aber nicht von derselben Zelle abstammt. In einigen Zellen sahen wir, dass zwei verschiedene Axenfibrillen, die von verschiedenen Nerven stammen, sich zu demselben Fortsatz begeben (Fig. 4). Beim Canarienvogel sahen wir auch die Fortsätze in direkter Verbindung mit einer grossen Nervenfaser (Fig. 1). Unsere Ergebnisse stimmen daher mit denjenigen von Kühne, welche er beim Frosche erlangte, überein. Andere Endigungen im Parenchym haben wir nicht beobachtet, weder die Verbindung mit den Kernkörperchen (Lipmann), noch die Plättchen Lavdowsky's. Ob diese Axenfibrillen motorischer Natur sind, wie Kühne behauptet, oder ob sie trophische sind, wie Andere meinen, ober ob sie in Verbindung mit den Reflexen stehen, die durch Einwirkung des Lichtes auf die Hornhaut hervorgebracht werden, wollen wir dahingestellt sein lassen.

Wir wollen nun die rami perforantes in ihrem Verlaufe verfolgen. Nachdem sie die Bowman'sche Membran durchbohrt haben, theilen sie sich auf ihrer vordern Fläche in quastenförmige Büschel (beim Kaninchen), wie Cohnheim sie zuert beschrieben hat, deren parallel verlaufende feine Axenfibrillen einen radiär nach dem Centrum der Hornhaut gerichteten Verlauf haben, und bilden so den sog. Subepithelialplexus. Cohnheim glaubte, dass derselbe in der Bowman'schen Membran selbst liege; Kölliker und Andere haben jedoch seine Lage auf der vordern Fläche derselben unter dem Epithel nachgewiesen. Nach Krause soll er durch die Fussplatten der tiefliegenden Epithelzellen von ihrer vordern Fläche getrennt sein. Wir können in dieser Beziehung Krause beistimmen, da an solchen Präparaten, an welchen das Epithel bis auf die Fussplatten entfernt worden war, welche zum Theil haften blieben, der Plexus vollständig verschwunden war. Dass die rami perforantes nach ihrem Austritt eine kurze Strecke in einer Art Halbrinne verlaufen, wie Hoyer angibt, haben wir nicht nachweisen können. Eine noch ungelöste Frage knüpft sich an die Geschichte dieses Plexus: ist er ein wahrer Plexus oder ein Netz? Klein versichert, wahre Anastomosen der Fibrillen in demselben gesehen zu haben; Hoyer und Waldeyer dagegen behaupten, dass wahre Anastomosen nicht vorkommen, die Fibrillen durchkreuzen sich nur. Wir theilen in dieser Beziehung Klein's Ansicht. Die quastenförmigen Büschel befinden sich stets in einer gewissen Entfernung von einander; ob die Fibrillen von zwei benachbarten mit einander anastomosiren, konnten wir nicht mit Sicherheit constatiren, wohl aber Anastomosen zwischen den Fibrillen ein und desselben Bündels. In feinen Horizontalschnitten findet man Stellen, an welchen zwei oder mehr Axenfibrillen zusammen laufen; der Ort ihres Zusammenstosses erscheint als ein schwarzer Punkt. Kann man behaupten, dass an dieser Stelle nur eine Kreuzung stattfindet? Auch mit der stärksten Vergrösserung kann man keine Aufeinanderlagerung nachweisen, die Fibrillen liegen alle in derselben Ebene und scheinen sich um den Punkt zu gruppiren. An anderen Stellen kommen Kreuzungen vor, was der gewöhnliche Fall zu sein scheint. Ob jede Fibrille an irgend einer Stelle ihres Verlaufs eine Anastomose eingeht, lässt sich nicht sagen. Es wäre also richtiger, von einem «Subepithelialnetz» zu sprechen.

Von diesem Subepithelialnetz gehen Fibrillen aus, die zwischen die Epithelzellen eindringen und zur Oberfläche emporsteigen; ihr Vorhandensein wird jetzt von Allen angenommen, jedoch, wie sie verlaufen und endigen, darüber sind die Akten noch nicht geschlossen. Nach Klein bilden sie zwei intraepitheliale Netzwerke, deren letzte Verzweigungen nicht an der Oberfläche endigen, sondern in die Tiefe zurückkehren. Hoyer ist der Meinung, dass sie bis in die oberflächlichte Schichte des Epithels vordringen und nach einem kurzen horizontalen Verlauf frei endigen. Waldeyer nimmt ein Terminalintraepithelialnetz an; er sagt: «demgemäss muss ich ein intraepitheliales Netzwerk feinster Axenfibrillen als eine der Endigungsweisen der Hornhaut ansehen.» Thanhoffer lässt die Fibrillen in eigenthümlichen Gebilden endigen, die er «Tastkörperchen der Hornhaut» genannt hat.

Unsere Ergebnisse stimmen mehr mit denjenigen von Hoyer als mit denen der anderen Autoren überein. Die Fibrillen dringen bis zur oberflächlichsten Schicht des Epithels, welche sie niemals durchsetzen, senkrecht oder in schiefer Richtung vor. Daselbst angekommen, biegen sie rechtwinklig um und verlaufen eine kurze Strecke parallel der Oberfläche. Manchmal theilen sie sich am Umbiegungswinkel in zwei oder mehr Aeste, die ebenfalls einen horizontalen Verlauf nehmen. Alle endigen frei. Diese horizontal verlaufenden Fibrillen kreuzen sich sehr oft, doch beobachtet man keine Anastomosen. Betrachtet man die Oberfläche des Epithels bei starker Vergrösserung, so sieht man die mannichfaltigsten Figuren, die durch den horizontalen Verlauf dieser Fibrillen bedingt werden. Von einem schwarzen Pünktchen gehen gewöhnlich strahlenförmig angeordnete Axenfibrillen aus; an der Stelle einer jeden Theilung ist immer ein schwarzer runder Punkt vorhanden. Wegen der Mannigfaltigkeit der Figuren verweisen wir auf die Abbildungen (Fig. 5). Diese Endfibrillen sind keineswegs feiner, als die des Subepithelialnetzes, vielleicht hier und da ein wenig dicker; die Varicositäten sind sehr ausgesprochen. Die Endspitze ist ebenso dick wie die Fibrille selbst; manchmal findet man eine kleine Anschwellung, die nicht grösser als eine gewöhnliche Varicosität ist. Wir halten diese Endigung für normal und für die einzige im Epithel vorkommende; wer sie in einem guten Vergoldungspräparat gesehen hat, wird sie niemals für gefärbte Epithelialkittsubstanz erklären, wie Manche gethan haben, um so weniger, als in dieser verhornten Schicht die Kittsubstanz durch Goldchlorid sich niemals dunkelviolett färbt; ausserdem würde dadurch ein ganz anderes Bild entstehen. Schwerer zu widerlegen ist die Ansicht Anderer, nach welchen diese Endigungen durch mangelhafte Vergoldung eines Netzes bedingt sind. Diese Erklärung ist möglich, da aber bisher Niemand hier ein durch diese Fibrillen gebildetes Netz gesehen hat, und man stets auch in den besten Präparaten dieselben Bilder erhält, sind wir gegenwärtig berechtigt diese Endigungen als normal zu betrachten. Vergebens haben wir im Epithel die Langerhans'schen Zellen, die Ribbert neuerdings gefunden haben will, gesucht; sie waren in unseren Präparaten sicher nicht vorhanden.

KAPITEL II.

Ueber die Tastkugeln des Schnabels der Ente.

Beim Studium der Pacini'schen Körperchen im Schnabel der Enten und Gänse bemerkte Grandry (4) (1869) zum ersten Male eigenthümliche Gebilde, über deren Structur er jedoch nicht in's Klare kommen konnte; er macht keine nähere Angaben über dieselben und verweist auf die beigegebenen Abbildungen. Einige derselben sind ziemlich getreu in Anordnung und Form der Zellen, besonders eine zeigt die Deckzellen sehr deutlich; die Tastscheibe Ranviers (s. w. u.) ist ebenfalls in mehreren Figuren recht gut dargestellt. Ueber die Art und Weise der Endigung der Nerven in diesen Gebilden macht er keine Mittheilung, er constatirt nur ihren Zusammenhang; auch die Abbildungen geben darüber keine Auskunft.

Ihlder (7) (1870) untersuchte in der Zunge der Vögel, besonders des Sperlings, eine besondere Art von Nervenendigung, die, wie er sagt, «man «Tastkolben» nennen kann, weil sie zwischen Endkolben der Säugethiere und Tastkörperchen dem ersten Ansehen nach ungefähr in der Mitte stehen.» Sie seien im Wesentlichen als hüllenlose Herbst'sche Körperchen aufzufassen. Sie bestehen aus einer einfachen Schicht von Bindegewebe mit Kernen, und einem Innenkolben, in dessen Achse eine blasse Terminalnervenfaser verläuft, welche in einer grossen granulirten Ganglienzelle endigt. Diese «Tastkolben» sind von cylindrischer Form. — Nach dieser Beschreibung und den Abbildungen, die Ihlder gibt, ist leicht ersichtlich, dass hier von den Gebilden, die Grandry in der Entenzunge beobachtete, nicht die Rede sein kann, sondern vielleicht von einer wenig bekannten Varietät der Herbst'schen Körperchen. Wir hätten diese Arbeit von Ihlder nicht berücksichtigt, wenn Key und Retzius, sowie Hesse dieselbe nicht im Verzeichniss der Literatur der Tastkugeln angeführt hätten, und weil Ihlder selbst sagt, dass er seine «Tastkolben» auch in der Zunge der Ente gefunden habe und dieselben für identisch mit den von Grandry gesehenen Gebilden hält. Man braucht jedoch nur die Abbildungen von Ihlder mit denjenigen von Grandry zu vergleichen, um sich zu überzeugen, dass sie nicht dieselben Gebilde sein können. Wir haben nie im Schnabel der Ente solche Körperchen gesehen, doch ist es möglich, dass sie in der Zunge des Sperlings vorhanden sind, wie Ihlder sie beschreibt. Es wäre wünschenswerth, weitere Untersuchungen in dieser Richtung anzustellen.

Merkel (11) (1875) unterwirft die Körperchen der Entenzunge einer ausführlichen Untersuchung. Er unterscheidet vier Varietäten:

1) Die einfachen Tastzellen, grosse, protoplasmareiche mit Kernen versehene Zellen, zu welchen sich ein nackter Axencylinder begibt, der mit dem Protoplasma der Zelle verschmilzt. Dies wäre die einfachste Form von Tastzellen.

2) Zwei solcher Zellen, in einer Kapsel eingeschlossen, bezeichnet er als «Zwillingstastzellen». Er sagt: «Auch sie werden von einer einzigen Nervenfaser versorgt, welche zwischen die beiden Zellen eindringt und sich in denselben verliert.»

3) Wenn in einer Kapsel sich mehr als zwei Tastzellen befinden, so hat man ein einfaches Tast-

körperchen. Dieselben werden ebenfalls von einer einzigen markhaltigen Nervenfaser innervirt, die beim Durchdringen der Kapsel ihre Scheide verliert, und dann an jede Zelle einen Ast abgibt.

4) Wenn verschiedene einfache Tastkörperchen sich vereinigen, so entsteht ein zusammengesetztes Tastkörperchen, welches eben so viel Nerven erhält, als einfache Tastkörperchen in ihm enthalten sind. Merkel betrachtet diese Zellen als Terminalganglienzellen, die ganz und gar den Zellen der Spinalganglien gleichen; das Protoplasma ist fein granulirt und wird die Aehnlichkeit noch grösser durch das Vorhandensein radiärer Streifungen. Merkel findet diese Tastzellen nicht nur in der Zunge, sondern auch in der Wachshaut und den Rändern des Schnabels. Am besten zu untersuchen sind sie jedoch an den weichen Papillen, die man am hintern Theil der Zunge, zwischen der medianen Raphe und den harten, am Rande befindlichen Papillen vorfindet.

Diese Tastzellen liegen stets oberflächlicher als die Herbst'schen Körperchen, und immer sehr nahe dem Epithel; ihre Form ist die eines abgeplatteten Kuchens, und liegen sie stets so, dass die Fläche der Zellen der Oberfläche der Haut parallel steht. Merkel betrachtet die grossen Zellen selbst als Endigung der Nerven. Ist nur eine einzige Zelle vorhanden, so verschmilzt der Axencylinder mit dem Protoplasma derselben; sind zwei oder mehr Zellen vorhanden, so tritt der Nerv oder ein Ast desselben zwischen sie «mit einer kleinen Verbreitung». Ob in diesem Falle die zwei Zellen, die in Berührung mit der «Verbreitung» sind, Nervensubstanz erhalten, lässt sich mit Sicherheit nicht behaupten, doch glaubt Merkel es; die Beweise, die er dafür anführt, sind allerdings nicht sehr überzeugend. Indem Merkel diese Zellen als die wahre Endigung der Nerven betrachtet, durch welche die von aussen erhaltenen Eindrücke auf den Nerven übertragen werden, nennt er sie «Tastzellen». Nach Merkel verliert sich die Schwann'sche Scheide in der Membran der Zelle. Auch bei anderen Vögeln, sowie bei verschiedenen Säugethieren, besonders im Rüssel des Schweins, findet man diese Tastzellen; auch in der Haut des Menschen sollen sie vorhanden sein. Im Sinne Merkel's sind die Tastkörperchen des Menschen zusammengesetzte Formen.

Asper (1) (1876) constatirt das Vorhandensein der Merkel'schen Zwillingstastzellen; er findet jedoch nirgends die einfachen Tastzellen; auch einen dunklen Streifen zwischen den grossen Zellen bemerkte er, doch sah er nie den Nerven in Zusammenhang mit demselben. Er behauptet, es sei unmöglich zu wissen, ob diese Scheidewand eine Fettschichte sei, die sich durch Osmiumsäure dunkel färbt, oder eine Abplattung der Nervenendigung, die er nicht gesehen hat. Asper kommt daher nur zu einem negativen Resultat in Bezug auf die Endigung der Nerven in diesen Körperchen.

Frey (3) (1876) acceptirt die Anschauung von Merkel, dass der Nerv in den Zellen selbst endige. Die Zellen, sagt er, gleichen einer comprimirten Kugel, mit blassem Axenfaden endigt in ihnen eine markhaltige Nervenfaser. Diese Beschreibung ist jedoch nicht im Einklang mit den Abbildungen, in welchen man eine Nervenfaser in Verbindung mit einer Tastscheibe treten sieht, nicht mit der Zelle selbst. (Fig. 322, c.)

Henle (5) (1876) nimmt die Endigung der marklosen Nervenfaser in der Zelle selbst an; er vergleicht sie mit dem Zeichen einer halben Note, indem er sagt : mit der Nervenfaser gleichen sie dem Zeichen einer halben Note; der Kopf der Note, in den man sich den Contur des Kernes eingetragen denken muss, entspricht der Zelle, der Strich stellt die Nervenfaser dar.

Krause (8) (1876) fasst diese Körperchen in ganz falscher Weise auf, indem er sie nur als eine kleinere Form der Herbst'schen Körperchen bezeichnet, was Niemand bisher gethan hat. Dieselben bestehen, nach ihm, aus einer membranösen Hülle, einem cylindrischen Innenkolben und einer Terminalfaser, welche in der Mitte des Innenkolbens verläuft. Sie unterscheiden sich von anderen Endkolben dadurch, dass die Kerne der Hülle, die eine viereckige Form haben, in zwei symmetrische Reihen geordnet sind. Es ist schwer zu verstehen, wie Krause eine solche Beschreibung der Grandry'schen Körperchen machen kann; es ist kaum möglich, dass er dieselben gesehen hat. Wenn Krause sagt, dass schon Grandry diese Körperchen richtig gedeutet habe, so wird dies schon dadurch widerlegt, dass Grandry selbst sagt, er könne über ihre Structur und ihren Zweck nicht in's Klare kommen.

Key und Retzius (10) (1876) schlagen vor, diese Körperchen «Zellenendkolben» zu nennen, wegen ihrer Zusammensetzung, da mit der Bezeichnung «Tastzellen» eine Function vorausgesetzt wird, die noch nicht sicher festgestellt worden ist. Die schwedischen Forscher stimmen mit Merkel in Bezug auf die Verbreitung der Zellenendkolben im Schnabel und der Zunge der Ente überein, sowie für ihre Beziehung zu der Epidermis, den Papillen und dem Bindegewebe. Die die Zellen umgebende Kapsel setzt sich zusammen aus lamellösen, mit Kernen versehenen Schichten; der zu dem Zellenendkolben sich begebende Nerv besitzt eine Perineuralscheide von drei oder vier Lamellen, welche direct in diejenigen der Kapsel übergehen. Die Form der Zellenendkolben ist oval oder rund; quergestellte Linien trennen denselben in mehrere Abtheilungen, in welchen die grossen Zellen liegen. Die Beschreibung der letzteren stimmt im Allgemeinen mit derjenigen Merkel's überein, nur leugnen Key und Retzius das Vorhandensein radiärer Streifungen im Protoplasma; sie sehen in demselben nur kleine Gruppen von Granulationen. «Die Querstreifen erweisen sich als dünne Scheiben zwischen den Zellen.» Diese Scheiben reichen nicht immer bis an die Peripherie der Kapsel, andere Male verschmelzen sie mit derselben, eine dreieckige Anschwellung bildend. Befinden sich diese Scheiben an einem der Pole der Zellenendkolben, so bilden sie eine Art Kappe. Nachdem der Nerv seine Schwann'sche Scheide verloren (über deren Verbleib keine nähere Angabe gemacht wird), setzt er sich in eine Faser fort, welche in der Scheibe zu endigen scheint. «Im Ganzen scheint es nun, als ob die Nervenfasern direct in die eigenthümliche Scheibensubstanz sich fortsetze, und letztere wäre als eine Art Terminalsubstanz zu betrachten.» Key und Retzius erwähnen auch die Existenz grosser Kerne, die man manchmal zwischen Zellen und Kapsel, oder auch in der Kapsel, deren Bedeutung sie nicht kennen, sieht. Key und Retzius sind also die Ersten, welche die Endigung der Nerven in den Zellen leugnen, und sie in die Scheidewand verlegen.

Ditlevsen (2) (1876) hat die Tastzellen bei vielen Thieren gefunden, und betrachtet er dieselben als eine allgemein verbreitete Endigungsweise der Gefühlsnerven bei Wirbelthieren; sie befinden sich in der Lederhaut, in den Schleimhäuten und in den betreffenden Epithelialdecken.

Ranvier (13) (1877) dem die Arbeit von Key und Retzius unbekannt gewesen zu sein scheint, sagt: Der Nerv, nachdem seine Henle'sche Scheide mit der Kapsel verschmolzen ist, und nachdem er seine Markscheide verloren hat, alsdann aus Axencylinder und vielleicht auch noch Schwann'scher Scheide bestehend, gelangt in einen Intercellularraum, woselbst er sich zu einem «disque tactil» ausbreitet. Der Durchmesser dieser Scheibe ist viel kleiner als derjenige der Zellen, «qui, se touchant au delà de son bord, l'enveloppent de toutes parts et le contiennent comme le ferait une boîte dont le fond et le couvercle seraient indentiques.» Wenn drei Zellen in einem Körperchen vorhanden sind, findet man nur zwei Scheiben, wenn vier, drei Scheiben; die Zahl der Scheiben ist also stets um eine geringer, als die der Zellen. Aus diesem Grunde, sagt Ranvier, können die Zellen nicht als die wahre Endigung der Nerven betrachtet werden. Manchmal, nachdem der Nerv einen «disque tactil» gebildet, erscheint er von neuem, um einen zweiten «disque» zu bilden. Manchmal auch spaltet sich der Nerv, um zwei Körperchen zu versorgen. Behandelt man Osmiumsäurepräparate mit Goldchloridkaliumlösung (1: 10000), so sieht man parallele, leicht gekrümmte Streifen, die senkrecht zur Fläche der Körperchen stehen. Auch der «disque» erscheint granulirt, wenn er senkrecht zur Richtung der Nerven getroffen wurde; diese körnige Zeichnung soll der optische Ausdruck der Fibrillen des Axencylinders sein. Die innere Fläche der Kapsel soll nach Ranvier eine Auskleidung mit Endothel besitzen. — Ranvier kommt also zu demselben Resultat wie Key und Retzius, mit dem Unterschiede jedoch, dass er die Endigung des Nerven im «disque» als unzweifelhaft annimmt.

In seiner zweiten (12) (1878) Arbeit vertheidigte Merkel die von ihm in seiner ersten ausgesprochene Ansicht, dass die Nerven in den Zellen selbst endigten; jedoch nähert er sich schon derjenigen von Ranvier, sowie Key und Retzius. Er beschreibt sehr genau die radiären Streifungen, da er auf deren Vorhandensein die nervöse Natur der Zellen begründet. Der Nerv verliert seine Markscheide dicht vor dem Durchtritt in die Tastzellen, vielleicht auch schon etwas vorher; der nackte Axencylinder bildet dann an einer der Breitseiten der Zellen eine Platte; hierin stimmt er also mit Key und Retzius, sowie mit Ranvier überein. Die granulirte Substanz dieser Platte soll direct mit dem Protosplasma der Zellen verschmelzen, besonders im Centraltheil; der Axencylinder vereinigt sich also nicht direct mit dem Protoplasma der Zellen, sondern indirect durch die Platte. Liegt also eine Platte zwischen zwei Zellen, so muss sie mit beiden verschmolzen sein. Merkel lenkt unsere Aufmerksamkeit auf einen zwischen die Zellen eindringenden Fortsatz der Kapsel, der jedoch dieselben nicht vollständig von einander trennt; in ihrer Mitte befindet sich eine Oeffnung, in welcher die Platte des Axencylinders liegt. Diese ringförmige Scheidewand wurde von Ranvier übersehen und ist der dreieckige Theil der Scheidewand, den schon Key und Retzius gesehen hatten. Merkel beharrt dabei, dass auch einfache Tastzellen im Schnabel der Ente vorhanden seien, die ausser ihm Niemand gesehen hat.

Die Arbeit von Hesse (6) (1878) ist die genaueste von allen, die bisher über diesen Gegenstand erschienen sind. Hesse nennt diese Körperchen «Tastkugeln», weil der von Merkel gebrauchte Ausdruck «Tastzellen», wie Key und Retzius bemerken, den Zellen eine Function beilegt, die nicht sicher von ihnen behauptet werden kann. Auch die Bezeichnung von Key und Retzius, «Zellenendkolben», ist nicht zutreffend, da die Körperchen keine Endkolben sind. Hesse macht eine sehr genaue Beschreibung des Schnabels, der Wachshaut und der Zunge der Ente, sowie der Ausbreitung der Nerven in denselben. Die Nerven des Oberschnabels kommen vom zweiten Ast des Trigeminus, die des Unterschnabels und die sensibeln Nerven der Zunge vom dritten Ast; nur der hintere Theil der Wachshaut des Oberschnabels erhält einige Zweige vom ersten Ast des Trigeminus. Für weitere Einzelnheiten über die macroscopische Anatomie verweisen wir auf die Arbeit selbst. — Hesse stimmt mit den übrigen Forschern in Bezug auf die Verbreitung und Lage der Tastkugeln, sowie ihre Beziehung zur Epidermis und den Herbst'schen Körperchen überein. Im Schnabel ist die Zahl der Tastkugeln und Herbst'schen Körperchen fast gleich, in der Zunge jedoch kommt ein Herbst'sches Körperchen auf sechs Tastkugeln.

Nach Hesse bestehen nun die Tastkugeln aus grossen, mit Kernen versehenen Zellen, in deren Protoplasma er auch manchmal Streifen bemerkte; er nennt dieselben Deckzellen. Zwischen je zwei Deckzellen findet sich eine abgeplattete Scheibe, «deren Halbmesser ungefähr um den vierten Theil geringer ist als der der Kugel. Eine geschlossene Kapsel umgibt die ganze Tastkugel; dieselbe wird von dem Nerven durchbohrt, der zwischen zwei Zellen eindringt und mit der Scheibe verschmilzt. Der dreieckige Raum, welcher zwischen dem Rande der Deckzellen, der Kapsel und der Scheibe frei bleibt, wird von einer ringförmigen Fortsetzung der Kapsel eingenommen; Hesse nennt sie «Platten- oder Scheibenring». Die an den Polen der Tastkugeln befindlichen Deckzellen sind mit nur einer Scheibe in Berührung. Zu jeder Tastkugel tritt nur ein Nerv. Die Scheiben haben stets eine Lage parallel der Oberfläche der Haut oder Schleimhaut; Merkel hatte schon bemerkt dass auch die Deckzellen dieselbe Richtung haben.

Die Herbst'schen Körperchen, im Gegentheil, haben stets eine etwas schiefe Richtung. Hesse vermochte durch Trypsinverdauung die Deckzellen und die Scheibe von dem Ringe, der an der Kapsel haften bleibt, zu isoliren, was für die bindegewebige Natur des Ringes spricht. Hesse behauptet ebenso wie Ranvier, dass die innere Fläche der Kapsel mit Endothel bedeckt sei; dasselbe wird auf den Schnitten als ein dünnes homogenes Häutchen gesehen. Die Function des Ringes wäre, «die Deckzellen zu unterstützen und in ihrer Lage zu fixiren, und ist derselbe ein Schutzwerkzeug der Tastplatte.»

Die Henle'sche Scheide verschmilzt mit der Kapsel; wie die Schwann'sche Scheide jedoch endet, vermochte er nicht zu beobachten. An der Stelle, an welcher der Nerv zwischen zwei Deckzellen tritt, befindet sich eine Höhle, welche Hesse als einen normalen Lymphraum betrachtet. An senkrechten Schnitten bemerkt man, dass die Scheibe aus zwei dunklen Schichten besteht, zwischen welchen sich eine helle granulirte Substanz befindet. Hesse glaubt nicht, wie Ranvier, dass diese Körnchen die Querschnitte der Fasern des Axencylinders seien; denn wäre dies der Fall, so müsste man manchmal auch Längsschnitte der Fibrillen treffen, was jedoch niemals vorkommt.

Nach Hesse tritt der Nerv selten am Rande der Scheibe mit derselben in Verbindung, am häufigsten zwischen Rand und Mitte, manchmal in der Mitte selbst, an welcher eine kleine Verdickung zu sehen ist.

Hesse nennt «kleine Tastkugeln» Haufen von Zellen, die an den Polen oder zur Seite der grösseren Tastkugeln vorhanden sind; zwischen diesen Zellen sieht man hier und da Tastscheiben, auch Nerven treten manchmal zu diesen Zellen hinzu. Er betrachtet sie als nicht ausgewachsene Tastkugeln. Auch die Entwickelung der Tastzellen suchte Hesse zu erforschen, er constatirt jedoch nur, dass dieselbe sehr schnell von statten gehe, erst kurz vor dem Auskriechen treten sie auf. In Bezug auf die interessanten Entartungsphänomene, die nach der Durchschneidung des zweiten Astes des Trigeminus vor sich gehen, durch welche die Ergebnisse der histologischen Untersuchung bestätigt werden, verweisen wir auf die Arbeit selbst.

Wir haben bei der Ente diese Nervenendigungen in der Wachshaut und besonders in den am hintern Theil der Zunge befindlichen weichen Papillen untersucht, an welchen dieselben sehr gut entwickelt und in grosser Menge vorhanden sind. Am häufigsten benutzten wir Osmiumsäure in 1/2 procentiger Lösung. Kleine Stücke der Wachshaut und der Schleimhaut der Zunge, nachdem das Fettpolster mittelst krummer Scheeren entfernt worden war, wurden 24 Stunden in dieser Lösung liegen gelassen, dann dieselbe Zeit lang in destillirtem Wasser ausgewaschen, und in 96 % Alcohol gebracht; nach drei Tagen waren sie genügend erhärtet. Die Schnitte wurden in Glycerin untersucht und aufgehoben.

Auch das Goldchlorid, obwohl es das Protoplasma der Zellen etwas alterirt, kann mit Vortheil angewandt werden, weil durch dasselbe die nervösen Elemente sich deutlicher von dem übrigen Gewebe unterscheiden lassen, als mit Osmiumsäure. Die Stücke wurden in 1/4 % Lösung gebracht, in welcher sie eine halbe Stunde verweilten, und dann in mit Essigsäure angesäuertes destillirtes Wasser gelegt, in welchem sie blieben bis die Reduction stattgefunden hatte; hierauf wurden sie in Alcohol gehärtet. Die Erhärtung in Alcohol oder Picrinsäure und Färbung mit Picrocarmin kann ebenfalls von Vortheil sein.

Um die Entwickelung der Körperchen zu studiren, muss man die Eier von der Ente selbst ausbrüten lassen, da sie in der Brüt-Maschine fast immer gerade zur erwünschten Zeit zu Grunde gehen. Man nimmt die Zunge der Embryonen heraus und härtet in Osmiumsäure oder besser Müller'scher Lösung; die Färbung der Schnitte geschieht mit Hämatoxylin.

Um Verwirrung zu vermeiden, werden wir die von Hesse vorgeschlagenen Bezeichnungen adoptiren, da sie uns die am besten passenden zu sein scheinen. Die Benennung «Tastkugel» ist derjenigen Merkel's «Tastzellen» und der von Key und Retzius «Tastkolben» entschieden vorzuziehen, da sie am besten die Form und Function der Körperchen bezeichnet. Dass die Tastkugeln Tastorgane sind, ist nicht zu bezweifeln, erstens weil sie mit einem sensiblen Nerven in Verbindung stehen; und zweitens können sie nicht dem Geschmackssinn dienen, da ihr Vorhandensein in der Wachshaut dann keinen Zweck hätte. Dass sie mit dem Temperatursinn in Zusammenhang stünden, ist ebenfalls äusserst unwahrscheinlich, da der Schnabel der Ente dazu nicht geeignet ist. Auch die Bezeichnung «Deckzellen» ist jedenfalls sehr passend, da dieselben zweifellos Schutzorgane der Tastscheibe sind, durch welche der auf letztere wirkende Druck abgeschwächt werden kann. Die Lage und Form der Tastkugeln ist genügend bekannt und werden wir uns dabei nicht länger aufhalten. In der Schleimhaut der Zunge, in der Gegend der weichen Papillen, findet man manchmal Tastkugeln, die nicht wie gewöhnlich im Scheitel der Papillen liegen, sondern zwischen denselben, dem Epithelzapfen gegenüber, der zwischen je zwei Papillen eindringt. Meistens bestehen sie aus zwei Deckzellen, nie aus mehr als drei. Merkwürdig ist, dass die Tastkugeln nie in der Basis der Papillen liegen.

Die Kapsel besteht aus concentrischen Schichten von Bindegewebe mit eingelagerten Kernen, die sich sehr gut mit Carmin und Hämatoxylin färben; auch Essigsäure macht sie sichtbar. Die Kapsel ist nichts anderes als ein Theil des umliegenden Bindegewebs, welches durch das Wachsthum der Deckzellen verdrängt wurde; ihre Aussenfläche geht ohne scharfe Grenze in das umgebende Bindegewebe über. Die innere Fläche wäre nach Ranvier und Hesse mit Endothel bekleidet; wir versuchten jedoch vergebens durch Versilberung die Endothelzellen sichtbar. zu machen; richtig aber ist, dass die innersten Schichten der Kapsel so dicht zusammen liegen, dass sie als ein feines Häutchen erscheinen. Dieses Häutchen ist besonders an den Polen der Tastkugeln entwickelt, woselbst es eine Art Kappe bildet, die von der Seite gesehen einer Tastscheibe sehr ähnlich ist, die zwischen Kapsel und Deckzellen liegt. Vielleicht ist dieses Häutchen das, was Ranvier und Hesse als Endothelauskleidung beschrieben haben. Seine Entstehung kann vielleicht durch den Druck erklärt werden, der von den wachsenden Deckzellen auf die Kapsel ausgeübt wird. Von der Innenfläche der letzteren geht eine ringförmige Fortsetzung aus, zwischen je zwei Deckzellen eindringend, die jedoch keine vollständige Scheidewand bildet, da sie in der Mitte durchbohrt ist, woselbst die Tastscheibe liegt. Dieser ringförmige Fortsatz wurde gleichzeitig von Merkel und Hesse beschrieben und von letzterm «Plattenring» genannt. Sie wurde schon von Key und Retzius gesehen, jedoch als eine Fortsetzung der Tastscheibe betrachtet, mittelst welcher diese sich an der innern Fläche der Kapsel inserirte. Der Plattenring ist verschieden, je nach der Grösse des Tastscheibe, seine Breite beträgt gewöhnlich etwa ein Viertel oder ein Drittel des grössern Durchmessers der Deckzellen. Auf senkrecht zur Ebene derselben angefertigten Schnitten zeigt er eine dreieckige Gestalt, welche durch den Raum zwischen Kapsel, Deckzellen und Tastscheibe bedingt wird. Von der Fläche gesehen, hat er die Form eines flachen Ringes, in welchem Hesse feine radiäre Streifungen beobachtete. Der Plattenring ist nur ein Theil der Kapsel und gehört desshalb zum Bindegewebe der Tastkugeln, wie auch durch chemische Reagentien nachzuweisen ist. In mit Goldchlorid behandelten Schnitten färbt sich der Ring wie das Bindegewebe nur schwach rosa, während die Tastscheibe und Nerven eine tief violette Farbe annehmen. Mit Osmiumsäure färbt sich der Ring hellgrünlich, ebenso wie das Bindegewebe, mit Picrocarmin dunkelroth; bei letzterer Färbungsmethode bleiben die Tastscheiben ungefärbt (Fig. 6, 7, Taf. II). Hesse hat auch nachgewiesen, dass er an der Kapsel haften bleibt, wenn die Deckzellen und die Tastscheibe entfernt werden. Häufiger an den Polen als an den Seiten der Tastkugeln, sieht man manchmal grosse eingelagerte Kerne, die schon von Key und Retzius gesehen und von Hesse «kleine Tastkugeln» genannt wurden. Auf ihre Bedeutung kommen wir bei der Entwickelungsgeschichte der Tastkugeln zurück. — Die Kapsel umgibt also die Tastkugel vollständig und besitzt nur eine Oeffnung für den Durchtritt des Nerven.

Im Innern der Kapsel befinden sich die schon bekannten Deckzellen; es sind grosse, protoplasmareiche, einen grossen Kern und ein Kernkörperchen enthaltende Zellen. Das mit Osmiumsäure sich hellgrau färbende Protoplasma ist fein granulirt; diese Körnchen sind regelmässig vertheilt und nicht streifenförmig geordnet, wie Manche behaupten; weder an Osmiumsäure — noch an Goldchloridpräparaten vermochten wir solche Streifungen wahrzunehmen; nur um den Kern herum sieht man hier und da grössere glänzende Körnchen. Die Zahl der Deckzellen in einer Tastkugel schwankt zwischen zwei und fünf; einzelne Tastzellen, wie sie Merkel gesehen haben will, haben wir nirgends gefunden. Sind nur zwei Deckzellen vorhanden, so hat jede die Form einer Halbkugel, deren Basen sich gegenüber liegen. Sind es mehr als zwei, so haben nur die an den Polen befindlichen Deckzellen diese Form, die dazwischen liegenden sind an beiden Seiten abgeplattet. An Osmiumsäurepräparaten ist der Kern nicht immer zu sehen, an Schnitten jedoch, die mit Carmin oder Hämatoxylin behandelt worden waren, ist er sehr deutlich. Das Protoplasma färbt sich mit Picrocarmin gelbroth, genau wie das der Epithelzellen. Die Ebene des grössern Durchmessers der Deckzellen liegt parallel derjenigen der Hautoberfläche, wie schon Merkel angegeben hat. Nach den Messungen des letztern beträgt die Breite 0,045-0,050 mm., die Höhe 0,012-0,018 mm. Dass die Gebilde eine kugelige Gestalt haben müssen, geht daraus hervor, dass man auf allen Schnitten dasselbe Bild erhält, man mag sie führen in welcher Richtung man will.

Zwischen je zwei Deckzellen, in dem im Centrum des Plattenringes freigebliebenen Raume, befindet sich eine Masse, die sich mit Osmiumsäure dunkelgrau, mit Goldchlorid dunkelviolett, mit Picrocarmin fast gar nicht färbt. An ihrem äussern Rande tritt sie mit dem Plattenringe in Berührung, ohne jedoch mit demselben zu verschmelzen. Diese Masse hat die Form einer in der Mitte etwas verdickten Scheibe. Der Durchmesser derselben ist stets geringer als derjenige der Deckzellen, so dass diese an ihren Rändern in unmittelbare Berührung treten würden, wenn der Plattenring nicht dazwischen eingeschoben wäre. Dass diese Scheibe nervöser Natur ist, beweist ihre Verbindung mit dem Nerven und die chemischen Reagentien.

Wenn man senkrecht zur Ebene der Platte geführte Schnitte bei starker Vergrösserung betrachtet, bemerkt man dass dieselbe nicht von homogener Beschaffenheit ist, sondern aus einer innern hellen granulirten Masse besteht, die von einer dunkeln homogenen Schicht rings umgeben ist. Es ist nicht immer möglich alle diese Einzelheiten auf ein und demselben Schnitt zu beobachten; manchmal sieht man nur die innere granulirte Masse, andere Male ist dieselbe herausgefallen, und ist alsdann die übrig bleibende äussere

Membran aufgetrieben und einem abgeplatteten Bläschen ähnlich (Fig. 1, 4, 5). Wodurch diese Auftreibung bedingt wird, ist schwer zu sagen, vielleicht durch die Reagentien oder in Folge von pathologischen Vorgängen. Jedenfalls ist dieselbe von Wichtigkeit zur Entscheidung der Frage nach der Endigung der Schwann'schen Scheide, wie wir unten sehen werden. Die Tastscheibe ist nicht immer plan, sondern sehr oft nach unten gekrümmt. Die Ebene derselben ist parallel der Oberfläche der Schleimhaut, wie schon Hesse bemerkt hat; auch von den Papillen gilt dasselbe, obwohl schwer zu constatiren. Die Scheibe steht nirgends mit dem Protoplasma der Deckzellen in organischer Verbindung, wie Merkel behauptet; sie ist nur in unmittelbarer Berührung mit demselben. Die Zahl der Deckzellen ist stets um eine grösser als die der Tastscheiben, wie schon von Ranvier angegeben wurde.

Die aus der Tiefe aufsteigenden markhaltigen Nervenfasern dringen, zu Bündeln angeordnet, in die Papillen ein, woselbst sie mit den Tastkugeln in Verbindung treten; ihre Zahl schwankt zwischen eins und zehn, je nach der Menge der Tastkugeln. Selten verlaufen sie gradlinig, meistens geschlängelt, hier und da korkzieherartig gewunden. Manchmal theilt sich eine Nervenfaser in zwei Aeste, die sich beide zu je einer Tastkugel begeben; seltener treten beide in dieselbe Tastkugel ein. Der Nerv durchbohrt die Kapsel an verschiedenen Stellen, manchmal genau der Tastscheibe gegenüber, manchmal am untern Pol oder etwas seitlich, steigt zwischen Kapsel und Deckzellen empor und löst sich dann in eben so viel Zweige auf, als Tastscheiben vorhanden sind (Fig. 2). Selten tritt er höher oben als die Tastscheiben ein, nie am obern Pol, vielleicht dadurch zu erklären, dass er daselbst durch Druck beschädigt werden könnte. Die Höhle, die Hesse an der Eintrittstelle des Nerven zwischen den Deckzellen gesehen haben will, haben wir nicht constatiren können.

Betrachten wir nun das Schicksal der vier Bestandtheile des Nerven, der Henle'schen Scheide, der Schwann'schen Scheide, der Markscheide und des Axencylinders. Von nur zweien derselben haben wir mit Sicherheit die Endigungsweise beobachten können, nämlich der Henle'schen Scheide und des Axencylinders. Erstere geht in die Kapsel der Tastkugel über, dieselbe etwas verstärkend, was sehr leicht zu sehen ist und alle Beobachter zugeben. Von der Schwann'schen Scheide behauptet Merkel, dass sie in die Membran der Tastzelle übergehe, die anderen Beobachter lassen diese Frage ungelöst. Ohne das letzte Wort in dieser Angelegenheit sprechen zu wollen, glauben wir, dass sie in die Membran der Tastscheibe übergeht. Wie schon oben bemerkt wurde, erhält man manchmal Schnitte, an welchen man statt des gewöhnlichen Bildes der Tastscheibe ein abgeplattetes Bläschen sieht, durch welches die Deckzellen auseinander gedrängt werden. Dieses Bläschen besitzt eine sehr dünne Wandung und kann man bei starker Vergrösserung beobachten, wie die verdünnte Schwann'sche Scheide ohne Unterbrechung in dieselbe übergeht (Fig. 1). Es ist somit sehr wahrscheinlich, dass die Schwann'sche Scheide die äussere Hülle der Tastscheibe bilden hilft. Es ist dies um so mehr anzunehmen, als man niemals ein plötzliches Aufhören derselben beobachtet; dieselbe verjüngt sich allmählich und scheint zuletzt mit dem Axencylinder zusammen in die Tastscheibe überzugehen. Die Markscheide hört ebenfalls nicht plötzlich auf, sondern schwindet ganz allmählich; manchmal ist sie schon vor dem Durchtritt des Nerven durch die Kapsel verschwunden, manchmal erst im Moment des Durchtritts. Es ist wohl möglich, dass manchmal eine dünne Schichte der Markscheide den Axencylinder bis zu seinem Eintritt in die Scheibe begleitet, weil es sonst kaum zu erklären wäre, dass an manchen Präparaten (z. B. Fig. 3) der Nerv bis zur Scheibe selbst schwarz gefärbt ist; in anderen Fällen hat sie sicher aufgehört, da in denselben der Axencylinder ganz ungefärbt bleibt.

Alle Beobachter sind darin einig, dass der Nerv in der Tastscheibe endet, sei es nun, wie Manche meinen, als nackter Axencylinder, oder wie Andere glauben, begleitet von einer dünnen Fortsetzung der Schwann'schen Scheide oder manchmal des Marks. Wenn nur eine Tastscheibe vorhanden ist, tritt derselbe direct mit ihr in Verbindung; sind mehr als eine vorhanden, so theilt er sich in eben so viele Zweige. Die Stelle, an welcher die Vereinigung mit der Tastscheibe stattfindet, scheint sich verschieden zu verhalten; Hesse gibt an, sie am häufigsten zwischen Rand und Mitte beobachtet zu haben, während wir sie stets nur am Rande sahen. Ehe der Axencylinder mit der Tastscheibe verschmilzt, breitet er sich manchmal zu einer dreieckigen granulirten Platte aus (s. Fig. 3); die Fläche derselben ist nach oben concav. Wie der Axencylinder in Wirklichkeit endet, ist schwer zu sagen; wahrscheinlich verschmilzt er mit der granulirten Masse der Tastscheibe; diese Substanz wäre also das wahre Ende des Nerven. Es wäre dies nicht das einzige Beispiel von Verschmelzung eines Axencylinders mit protoplasmatischer Masse, da in der Hornhaut die Axenfibrillen zweifellos mit den Protoplasmafortsätzen der Hornhautzellen verschmelzen, ohne dass es möglich wäre zu bestimmen, wo der Nerv aufhört und das Protoplasma beginnt.

Dies ist der gegenwärtige Stand unserer Kenntnisse über die Endigung der Nerven in diesen Körperchen. Zwei Theorien stehen in der Deutung derselben einander gegenüber: die von Merkel, welcher behauptet, dass die Deckzellen selbst die nervösen Endapparate vorstellen, und die von den meisten anderen

Beobachtern vertretene Ansicht, dass die Deckzellen nur als Schutzorgane der Tastscheibe aufzufassen seien, welche allein als wahre Endigung des Nerven zu betrachten sei, eine Ansicht, welche ich ebenfalls geneigt bin zu acceptiren.

Entwickelungsgeschichte der Grandry'schen Körperchen.

Unsere Untersuchungen haben uns zu der Ueberzeugung gebracht, dass die Deckzellen epithelialen Ursprungs sind und von den tieferen Schichten der Epidermis abstammen. Ihre Entwickelung erfolgt sehr spät, erst wenige Tage vor dem Auskriechen. Da man, wie gesagt, die Eier von der Ente selbst ausbrüten lassen muss, sind unsere Angaben in Betreff des Alters der Embryonen nur annähernd richtig; wenigstens konnten wir von den Besitzern der Enten keine ganz zuverlässige Mittheilung erhalten. In der Zunge von Embryonen, zehn bis zwölf Tage vor dem Auskriechen, findet man noch keine Andeutung der Tastkugeln; die Papillen sind kaum angedeutet; man sieht nur die scharfe Abgrenzung zwischen Epithel und embryonalem Bindegewebe. Untersucht man die Zunge vier bis fünf Tage vor dem Auskriechen, so sieht man an den Erhebungen, die sich zu den weichen Papillen entwickeln, kleine Epithelzapfen sich in die Spitzen derselben einsenken (Fig. 8, 9, Taf. II); dieselben sind jedoch nicht immer zapfenförmig, denn man findet auch manchmal ganze Gruppen von Epithelzellen, die sich in die Gipfel der Papillen eingesenkt haben; einzelne der am tiefsten liegenden vergrössern sich rasch und legen sich zu zweien oder mehreren an einander, nur durch eine dünne glänzende Linie getrennt (Fig. 10). In diesem Stadium ist es nicht schwer, in denselben die zukünftigen Deckzellen der Tastkugeln zu erkennen. Bis zu diesem Punkte ist noch keine Andeutung der Kapsel vorhanden; hier und da sieht man in der Nähe eine Nervenfaser verlaufen. Manchmal sieht man in den grossen Epithelhaufen an den Spitzen der Papillen bis zu sieben kleinere Gruppen, welche später zu Tastkugeln werden. In etwas älteren Embryonen findet man die Tastkugeln schon vom Epithel isolirt und von einer bindegewebigen Kapsel umgeben; die Deckzellen haben sich bedeutend vergrössert, die Scheidewand zwischen ihnen hat sich etwas verdickt. Manche Tastkugeln entfernen sich kaum vom Epithel; sind die Papillen sehr lang und schmal, so scheinen sie fast im Epithel selbst eingebettet zu sein, von welchem sie nur durch eine dünne Schicht Bindegewebe und einige Capillarschlingen, die nie fehlen, getrennt sind. — Merkel fand, dass im Schnabel der Taube die Tastzellen immer in der tiefern Schicht des Epithels vorhanden sind; auch bei Säugethieren fand er dasselbe.

Die übrig bleibenden Epithelialzellen verschwinden sehr bald, aber nicht alle, da man manchmal noch zwischen Tastkugeln und Epidermis dieselben findet (Fig. 7); andere Male sind sie so gruppirt, als ob sie Tastkugeln bilden wollten; sie sind jedoch in ihrer Entwickelung gehemmt worden und stellen dann die von Hesse «kleine Tastkugeln» genannten Körperchen vor; sie können mit Nerven in Verbindung stehen und kleine Tastscheiben besitzen. Nicht selten findet man die ganze Spitze einer Papille von diesen Zellen erfüllt; wir zählten bis zu zwanzig derselben. Manchmal werden einige dieser Zellen in die Kapsel einer wohlentwickelten Tastkugel eingeschlossen und bilden dann die von Key und Retzius, sowie von Merkel gesehenen grossen Kerne, die sie jedoch nicht erklären konnten. Auch an der Basis der Epithelialeinsenkung zwischen zwei Papillen findet man manchmal solche Zellenhaufen. Wir glauben daher, dass die Deckzellen Epithelialzellen darstellen, die durch irgend einen nervösen Einfluss eine so bedeutende Entwickelung erlangten; es ist dies um so wahrscheinlicher, da die Durchschneidung der Nerven die Atrophie der Zellen zur Folge hat.

Ueber die Entwickelung der Tastscheibe können wir keine genauere Angaben machen; ob sie sich unabhängig oder vom Nerven aus entwickelt, können wir nicht sagen. Auch die Entwickelung des Nerven haben wir nicht verfolgen können; ob er von der Tastkugel aus hervorwächst, oder von aussen her in dieselbe eindringt, wollen wir dahingestellt sein lassen. Die Entwickelung der Tastkugeln geht sehr rasch von statten, in vier bis fünf Tagen sind sie vollständig ausgebildet. Es ist wahrscheinlich, dass der Reichthum an Capillargefässen von Einfluss auf die Entwickelung der Tastkugeln ist, da die Zahl der Blutgefässe um so grösser ist, je mehr Tastkugeln die Papille enthält. — Merkel hat Tastzellen in der Haut der Säugethiere, besonders im Rüssel des Schweins beschrieben, die stets in den tieferen Schichten der Epidermis vorhanden sein sollen. Wir haben jedoch vergebens in diesem Organ nach denselben gesucht; allerdings sahen wir Zellen, deren Protoplasma mit Osmiumsäure sich nicht so dunkel wie die übrigen färbte und die auch etwas grösser als die übrigen waren; nie sahen wir jedoch Nerven mit denselben in Verbindung treten. Ueber Tastzellen wolle man auch die Arbeit von Bonnet (15) (1878) vergleichen.

KAPITEL III.

Endkolben der Genitalien.

Fick (1) (1845) scheint der Erste gewesen zu sein, der in den Genitalien Endkörperchen sah; er sagt in seinem Lehrbuch der Anatomie, dass in der glans penis des Menschen Endorgane vorhanden wären, die den Pacini'schen Körperchen ziemlich ähnlich seien.

Kölliker (2) (1845) fand in den kleinen Papillen der Clitoris des Menschen rudimentäre Tastkörperchen. Nylander und er sahen auch Pacini'sche Körperchen in der Clitoris des Schweins, und Andeutungen von Tastkörperchen in der glans penis des Menschen.

W. Krause (3) (1858) beobachtete Endkolben im Penis und in der Clitoris, die sich durch ihre tiefe Lage und dicke Kapsel bemerklich machen. In der Clitoris des Schweins sind sie von ellipsoider Gestalt und liegen in einer aus mehreren Schichten von Bindegewebe bestehenden Hülle, die keine wahre Kapsel bildet. Der Centralstrang oder Innenkolben ist nicht schmal und länglich wie bei den Pacini'schen Körperchen, sondern breit und bildet fast die ganze Masse des Endkolbens. Die markhaltigen Nervenfasern, die in manchen Fällen schon vorher ihre Markscheide verloren haben, in anderen Fällen sie behalten, vertheilen sich vielfach gewunden im ganzen Innern. Diese Terminalkörperchen unterscheiden sich von Tastkörperchen durch den Mangel einer Querstreifung. — Ferner beschreibt W. Krause (4) (1860) in der Schleimhaut der Scheide und in der Clitoris des Schweins lange Endkolben mit dicker bindegewebiger Hülle und starkem cylindrischen Innenkolben, in welchem mitunter mehrere Terminalfasern durcheinander geschlängelt verlaufen. Letztere behalten manchmal auf eine kurze Strecke ihre doppelten Contouren. Sie endigen entweder in kleinen knopfförmigen Anschwellungen oder spitz; manchmal lassen sie sich jedoch nicht bis an's Ende verfolgen. Der Innenkolben besteht aus einer homogenen, fein granulirten glänzenden Masse.

Tomsa (5) (1865) untersuchte die Endigung der Nerven in der glans penis des Menschen mittelst einer eigenthümlichen Methode, die, seiner Meinung nach, von grossem Nutzen für das Studium der Nervenendigungen sein soll. Dieselbe besteht darin, dass man kleine Stücke der glans penis in 90 % Alcohol, dem man ein Volum pct. gereinigter, stark rauchender Salzsäure zugesetzt hat, kocht. Bei Anwendung dieser Methode, die jedoch nicht sehr zur Untersuchung so zarter Gebilde geeignet erscheint, beschreibt Tomsa zwei Arten von Nervenendigungen: «Entweder schliessen sie in eigenthümlich geformten und gelagerten kolbigen Knäueln ab, oder sie begrenzen ihre periphere Bahn in einer netzförmigen Verzweigung.» Die sogenannten Nervenknäuel befinden sich nur an den dicken Stämmen; die Menge der Axenfäden, die ihren Stiel bilden, ist sehr verschieden. Ihre Form ist sehr mannichfaltig; diejenigen, die unter dem Epithel liegen, sind breit und abgeplattet, die tieferliegenden haben eine verlängerte Form. Sie bestehen aus Verästelungen des Axencylinders, zwischen welchen Zellen und Kerne in grosser Menge gelagert sind. Tomsa nennt diese Kerne «Ganglienkerne», weil dieselben bi- oder multipolar und in Verbindung mit den Nervenfasern seien. Der Innenkolben, den Krause beschrieben, wäre nicht vorhanden, eben so wenig die Terminalfaser, die in der Mitte desselben verläuft. In den Endnetzen findet man auch dieselben Ganglien, überhaupt an den Theilungsstellen der Fasern. Weiter sagt er: «An besonders gut erhaltenen Objecten zeigen sie auch rundliche, mit Varicositäten besetzte Fortsätze, die endlich wieder in zahlreiche, äusserst zarte Fädchen sich spalten.»

Polle und W. Krause (6) (1865) fanden in der Schleimhaut der Scheide des Kaninchens Endkolben, in den tieferen Schichten Pacini'sche Körperchen. Krause (7) (1866) beschreibt im Penis und in der Clitoris des Menschen eigenthümliche Terminalkörperchen, die er mit Rücksicht auf ihre unzweifelhafte Function «Genitalnervenkörperchen» oder «Wollustkörperchen», genannt hat. In diesen Gebilden, die in der Schleimhaut selbst liegen, endigen die meisten Nerven der Clitoris. Ihre Form ist sehr mannigfaltig, und sind für sie characteristisch Einschnürungen der Kapsel, was denselben eine maulbeerartige Gestalt gibt. Ein bis vier markhaltige Nervenfasern treten in dieselben ein; die dicke Kapsel ist mit vielen Kernen versehen, der Inhalt fein granulirt. Beim Kaninchen endigen die Nerven der Clitoris in denselben Gebilden; in der Schleimhaut der Scheide und am Eingang sind nur Endkolben zu finden. Nach Krause besteht der Inhalt der Endkolben aus feinen Verästelungen der blassen Nervenfasern.

Finger (8) (1866) constatirt in der Clitoris des Menschen und des Kaninchens neben den Endkolben das Vorhandensein der Wollustkörperchen Krause's; er beschreibt ihre Form, die Einschnürungen etc., genau so wie der letztere. Manchmal sah er einen Nervenast in zwei sich theilen, von welchen der eine zu einem Wollustkörperchen, der andere zu einem Endkolben sich begab. Ueber Verlauf und Endigung des Nerven im Innern des Körperchens ist er nicht in's Klare gekommen; das feinfaserige Aussehen derselben ist jedoch durch vielfache Theilungen des Axencylinders verursacht.

Kölliker (12) (1867) bemerkt kurz, dass die Nerven des Penis des Menschen in Endkolben endigen, in der Clitoris in Endkolben und Pacini'schen Körperchen. Bense (9) (1868) findet ebenfalls Wollustkörperchen in der glans penis und der Clitoris des Menschen mit den characteristischen Einschnürungen; die fein granulirte Centralmasse sei von einer dicken, mit vielen Kernen versehenen Kapsel umgeben; ihre Form sei sehr mannigfaltig. Sie seien viel zahlreicher in der Clitoris als im Penis; in jedes Körperchen treten ein bis zwei markhaltige Nervenfasern ein.

Neben den Wollustkörperchen fand er auch Endkolben. In der Scheide und den Nymphen des Menschen sind nur Endkolben zu finden. Im Penis des Katers haben die Wollustkörperchen eine oval verlängerte, mit wenigen Einschnürungen versehene Form; beim Kaninchen haben sie dieselbe Form wie beim Menschen; am Eingang und in der Schleimhaut der Scheide sind nur Endkolben vorhanden. In der glans penis des Igels fand Bense neben Endkolben Körperchen von sehr verschiedener Form, die mit einer dicken Kapsel versehen waren, und in welche nur eine Nervenfaser eintritt. Er betrachtet dieselben als eine Uebergangsform zwischen Pacini'schen Körperchen und Endkolben. In den Genitalien des Maulwurfs fand er neben Pacini'schen Körperchen kleine Endkolben, die entweder isolirt oder in Gruppen beisammen standen.

Key und Retzius (10) (1876) beschreiben die Nerven im Penis und in der Clitoris des Kaninchens, wo sie dieselben in grosser Menge und in sehr mannichfaltigen Formen fanden, ohne jedoch veranlasst zu sein, dieselben in Wollustkörperchen und Endkolben zu trennen. In den einfachsten Formen sieht man den Nerven, nachdem er seine Markscheide verloren und die Henle'sche Scheide in die Kapsel übergegangen ist, als nackten Axencylinder in den Endkolben eintreten und sich in mehrere Zweige theilen, die in einen glänzenden höckerigen Knopf endigen. Manchmal theilt sich ein Axencylinder in mehrere Zweige, von welchen jeder in einen solchen einfachen Endkolben übergeht. In den complicirtesten Formen sieht man die Theilungen des Axencylinders im Innern des Körperchens nicht gerade verlaufen, sondern einen Knäuel bilden, der die Kapsel ganz erfüllt; hier und da sieht man auch die Spitzen der Fasern aus demselben hervorragen und in einen Knopf endigen, der in einer Ausbuchtung der Kapsel liegen kann. Die

Unebenheiten, die man manchmal an ihrer Oberfläche sieht, sind verursacht durch Einschnürungen, oder durch Ausbuchtung der Kapsel durch die Knöpfe. Key und Retzius finden daher, statt eines Innenkolbens, nur einen Knäuel von blassen Nervenfasern. — Nach W. Krause's neuester Mittheilung (11) (1876) finden sich in den Genitalien folgende fünf Varietäten von Nervenendigungen: längliche Endkolben, kugliche Endkolben, Wollustkörperchen, hier und da Tastkörperchen, und Pacini'sche Körperchen. Die Hauptmenge der Nerven endigt in den Wollustkörperchen, in deren Innenkolben eine grosse Menge von blassen Nervenfasern zu finden ist.

Wir haben zur Untersuchung dieser Nervenendigungen die Clitoris des Kaninchens gewählt, da in ihr nicht nur eine grosse Menge derselben vorhanden ist, sondern auch weil sie im lockeren Bindegewebe und im Corium der Schleimhaut selbst liegen, was die Untersuchung sehr erleichtert. Da die Clitoris nur ein kleines Organ ist, kann man auf denselben Schnitten auch einen grossen Theil der Scheidenschleimhaut untersuchen. Wir verfuhren dabei folgendermassen: Nachdem man die Clitoris so abgetragen hat, dass möglichst viel Scheidenschleimhaut an ihr haften bleibt, wird sie 24 Stunden lang in eine dreiprocentige Essigsäurelösung gelegt; dann wird das Epithel mittelst eines Pinsels so vollständig wie möglich entfernt, und kann man schon in diesem Stadium Schnitte anfertigen, in welchen die Structur der Endkolben ziemlich deutlich zu erkennen ist; besser ist es jedoch, die Clitoris vorerst noch in einhalbprocentige Osmiumsäure während 24 Stunden einzulegen und dann in Alcohol zu härten. — Bei solcher Behandlungsweise erhält man die schönsten Bilder. Das Bindegewebe bleibt durchsichtig und homogen, die Kerne desselben färben sich schwach grünlich, während die Nerven und Endkolben sehr deutlich hervortreten. Untersucht man einen sagittal geführten Längsschnitt, so sieht man um die Spitze des Schwellkörpers einen wahren Kranz von Endkolben; die Nervenfasern, die in Form eines Bündels den Schwellkörpern entlang in die Höhe ziehen, breiten sich an der Spitze in allen Richtungen aus und treten in die Endkolben ein. Die Zahl der letzteren vermindert sich rasch gegen die Basis, in der Schleimhaut der Scheide sind sie ziemlich selten. Im Allgemeinen finden sie sich in den tieferen Schichten des Coriums der Schleimhaut, hier und da auch im submucösen Gewebe; selten ragen sie bis nahe der Oberfläche der Schleimhaut vor.

Ihre Formen sind sehr verschieden, wie aus den beigegebenen Tafeln ersichtlich ist, doch lässt sich eine Grundform für alle aufstellen. Gewöhnlich sind sie cylindrisch, manchmal findet man auch runde. Mitunter theilen sich die Endkolben in mehrere Aeste (Fig. 11, Taf. III); andere Male sieht man nur Einschnürungen der Kapsel. Zu bemerken ist, dass die cylindrischen und runden Formen meist an der glans zu finden sind, die verästelten in der Scheidenschleimhaut. Gewöhnlich ist ihre Längsaxe senkrecht zur Oberfläche gestellt; die Richtung der verästelten ist mehr schief oder horizontal. An der Basis der glans findet man manchmal lange cylindrische Endkolben (Fig. 1), deren Axe schief zur Oberfläche gestellt ist. Möge nun die Form sein, welche sie wolle, ihre Bestandtheile sind folgende: eine K a p s e l, ein I n n e n k o l b e n und e i n oder z w e i in letztern eintretende N e r v e n.

K a p s e l. Ihre Zusammensetzung ist eine verschiedene; manchmal besteht sie nur aus einer einfachen Schichte von Bindegewebe mit wenigen eingelagerten Kernen (Fig. 12, 13); andere Male setzt sie sich aus vielen dicht an einander liegenden Schichten zusammen, mit vielen runden oder ovalen Kernen. Bei den verästelten Formen besteht sie nur aus verlängerten Kernen (die vielleicht zu grossen Plattenzellen gehören), welche unmittelbar dem Innenkolben aufgelagert sind (Fig. 11, 7, 4). Einige dieser Kerne befinden sich gerade an der Spitze des Körperchens, die wahrscheinlich als Endknöpfe der Nerven betrachtet worden sind. Sie sind fein granulirt und nehmen durch Osmiumsäure eine hellgrünliche Farbe an. Sie liegen den Innenkolben nicht immer ganz glatt auf, sondern stehen nur an einem Ende in Berührung mit denselben und scheinen durch einen dünnen Faden mit ihnen verbunden zu sein. Gewöhnlich sind sie parallel der Längsaxe des Körperchens gelagert in den grossen cylindrischen Endkolben; dagegen sind viele quer gestellt (Fig. 1), an das Bild der Muskelfasern der kleinen Arterien erinnernd.

Der Innenkolben. Die Masse, welche in der Kapsel eingeschlossen ist, bietet einige Verschiedenheiten dar: manchmal besteht sie nur aus mehr oder minder grossen kernhaltigen Zellen, deren Contouren jedoch nicht immer scharf sind (Fig. 12, 13, 15); andere Male sehen sie wie in einer fein granulirten Masse eingebettet aus, als ob ihr Protoplasma zusammengeflossen wäre, während sich die Kerne sehr deutlich abheben (Fig. 14). In anderen Präparaten ist nur ein Theil des Inhalts der Kapsel von Zellen erfüllt, das Uebrige besteht aus einer fein granulirten Masse (Fig. 16). In der Mehrzahl der Fälle ist die ganze Kapsel von einer fein granulirten Masse erfüllt, die sich der Form des Endkolbens anpasst. Diese Masse nimmt unter Einwirkung der Osmiumsäure eine schwach gelbliche Färbung an, und kann man mit einer guten Immersionslinse gewöhnlich longitudinal verlaufende Striae sehr deutlich wahrnehmen, dabei stets der blassen Nervenfaser parallel bleibend. Woraus die Masse des Innenkolbens besteht, und wie sie sich entwickelt, sind Fragen, die gegenwärtig sehr schwer zu beantworten sind. Key und Retzius, welche diese Körperchen zuletzt untersucht haben, sind der Meinung, dass in den Endkolben der Clitoris des Kaninchens kein wahrer Innenkolben vorhanden sei, dass vielmehr der ganze Inhalt der Kapsel aus knäuelförmig gewundenen blassen Nervenfasern besteht, deren Spitzen hervortretend in den sogenannten Knöpfen endigen. Wir haben auch mit den stärksten Linsen diese Fibrillenknäuel nicht constatiren können, nur die schon erwähnten feinen Striae waren stets vorhanden, die wohl eher als Ausdruck einer concentrischen Schichtung als einer fibrillären Structur aufgefasst werden können; ausserdem kann man sehr oft die Terminalnervenfaser durch den Innenkolben bis an ihr Ende verfolgen, wobei sie stets einen graden Verlauf beibehält. In Betreff des Ursprungs des Innenkolbens sind wir geneigt zu glauben, dass er ein Product der Zellen ist, deren Protoplasma zu einer Masse sich verschmolzen zeigt, in welcher manchmal die Kerne erhalten bleiben, gewöhnlich jedoch verschwinden. Man könnte so sich die oben erwähnten Endkolben erklären, die zum Theil nur aus Zellen, zum Theil aus Zellen und granulirter Masse bestehen. Diese ursprünglich zellige Structur des Innenkolbens wurde für die Pacini'schen Körperchen schon von W. Krause und Michelson nachgewiesen.

Der Nerv. Im Allgemeinen tritt nur ein Nerv zu je einem Endkolben, niemals mehr als zwei. Gewöhnlich dringt die markhaltige Nervenfaser an dem einen Pole ein, andere Male theilt sie sich vorher in zwei, die dann zusammen eintreten (Fig. 19); auch zwei verschiedene Nerven können sich zu demselben Endkolben begeben, an den entgegengesetzten Polen eintretend (Fig. 6, 8). Manchmal erfolgt der Eintritt gradlinig, andere Male macht der Nerv kurz vorher eine Krümmung. Nicht selten steigt ein Nerv bis zur Schleimhaut empor, bildet eine Schlinge (Endschlinge der alten Autoren), kehrt in die Tiefe zurück, biegt abermals um und begibt sich dann erst zu einem Endkolben. Die Henle'sche Scheide geht immer in die Kapsel über; in den Nerven, die zu kleinen Endkolben hinzutreten, besteht sie aus ein bis zwei, mit spärlichen Kernen versehenen bindegewebigen Schichten (Fig. 12, 13); in solchen, die sich zu den grösseren Endkolben begeben, besteht sie an der Stelle, an welcher sie mit der Kapsel in Berührung kommt, aus vielen Schichten mit zahlreichen eingelagerten Kernen (Fig. 1). Nachdem der Nerv die Kapsel durchbohrt hat, tritt er direct in den Innenkolben ein, verliert allmählich seine Markscheide, zieht, nachdem er blass geworden, durch den Innenkolben gradlinig hindurch und endigt am entgegengesetzten Pol. Theilt sich der Innenkolben, so theilt sich die blasse Nervenfaser in dieselbe Zahl von Aesten (Fig. 7). Es ist nicht immer möglich, ihren ganzen Verlauf zu verfolgen; manchmal zeigt sich eine Andeutung von länglichen Streifen, von einer Hülle ist jedoch nichts nachzuweisen. Wo die Schwann'sche Scheide aufhört, konnten wir nicht beobachten.

Die Terminalfaser endigt ohne irgend welche Anschwellung, indem sie sich entweder verschmälert, oder ihre frühere Dicke behält, oder spitz ausläuft; nirgends trafen wir die Endknöpfe von Key und Retzius. In solchen Innenkolben, die nur aus Zellen bestehen, konnten wir die Art und Weise der Endigung nicht beobachten; einmal sahen wir den Nerven zwischen zwei Zellen eintreten und dann plötzlich verschwinden (Fig. 14); andere Male verschwand er hinter einer Zelle. Wir sind daher der Meinung, dass die Endkolben der Clitoris des Kaninchens einen wahren Innenkolben, wie die Pacini'schen Körperchen, besitzen. Die Art und Weise der Endigung der Nerven in diesen beiden Gebilden unterscheidet sich daher nur dadurch von einander, dass in den Pacini'schen Körperchen gewöhnlich eine Endanschwellung vorhanden ist, in den Endkolben nicht. In Betreff der Wollustkörperchen von Krause haben wir keine Gebilde gefunden, die uns zu einer Trennung von den Endkolben berechtigten. Wahre Pacini'sche Körperchen haben wir nicht gesehen.

Ausser diesen Terminalkörperchen begegneten wir manchmal Nerven, die, nachdem sie ihre Markscheide verloren hatten, eine lange Strecke als blasse Nervenfaser verliefen und sich der Oberfläche näherten (Fig. 9), wo sie nicht weiter verfolgt werden konnten. Es ist sehr wahrscheinlich, dass diese Nerven im Epithel endigen. Auch von Key und Retzius wurden sie gesehen.

KAPITEL IV.

Endigung der Nerven in den Pacini'schen Körperchen.

Da wir uns hier nur mit den Endigungen der Nerven in den Pacini'schen Körperchen beschäftigen, wollen wir nur einen kurzen historischen Ueberblick über diese specielle Frage geben, indem wir dabei die Arbeit von Key und Retzius (41) zu Grunde legen. Vater (82) und Pacini (64, 65) erkannten die wahren Beziehungen des Nerven zur Kapsel nicht, noch weniger dessen Endigung im Innern des Körperchens. Andere Beobachter, wie Andral (2), Lacauchie (48), etc., waren nicht glücklicher. Erst mit dem Jahre 1844, in welchem die wichtige Monographie von Henle und Kölliker (28) erschien, beginnt in Wirklichkeit die Geschichte der Endigung der Nerven.

Nach diesen Forschern endet der Nerv nachdem er blass geworden, entweder getheilt oder ungetheilt in einer Anschwellung von verschiedener Form und Grösse, die jedoch keine Ganglienzelle ist. Diese Anschwellung ist sehr selten mit der innern Fläche der Kapsel in Berührung. Die nun folgenden Arbeiten von Mayer (58) und Reichert (70) beschäftigen sich fast ausschliesslich mit der Zusammensetzung der Kapsel. Nach Todd und Bowman (80) (1845) endigt der Nerv einfach oder in zwei bis drei Aeste getheilt in knopfförmigen Anschwellungen ohne Kern. Pappenheim (66) behauptet den Nerven oft in Schlingen gesehen zu haben. Bidder (4) glaubt, dass die Endanschwellungen durch plötzliche Biegungen oder knieförmige Einknickungen erklärt werden können, und hält die Endigung der Nerven in einer Ganglienkugel für sehr wahrscheinlich. Nach Strahl (75) endigt der Nerv in der Centralhöhle nicht so deutlich in einen Knopf wie gewöhnlich geglaubt wird, wenn man nicht irgend einen Druck auf das Körperchen ausgeübt hat; hat man dies jedoch gethan, oder entfernt man die Lamellen der Kapsel, so erscheint die Anschwellung sofort.

Nach Herbst (29) (1848) endigt der Nerv stets in einem knopf- oder kolbenförmigen Gebilde. Dieselben liegen manchmal in einer Ausbuchtung der innern Kapsel, ohne jedoch mit ihr in irgend welche Beziehung zu treten. Er entdeckte die Pacini'schen Körperchen bei den Vögeln, in welchen der Nerv auf die gleiche Weise endigt.

Will (85) (1850) fand keine knopfförmige Endigung, weder bei Säugethieren noch bei Vögeln, und kam zu keinem positiven Resultate. Er glaubt nur manchmal kurze Fäden aus dem Nerven hervortreten gesehen zu haben. Hassall (31) glaubt, dass der Nerv mit einer kleinen Erweiterung endigt, mittelst welcher er an der entgegengesetzten Seite der Höhle adhärirt. Leydig (49) (1854) untersuchte die Körperchen bei den Vögeln; er meint, dass der Centralstrang (Innenkolben) den Nerven selbst darstelle, der nach Verlust der Markscheide sich zu einem Kolben erweitert habe; der helle Streifen, der in demselben verläuft, soll ein mit Flüssigkeit erfüllter Kanal sein. Hieraus folgert er, dass der Axencylinder nur ein Hohlraum sei. Möglicherweise endige der Nerv ebenso auch bei den Säugethieren. Nach Huxley (32) verläuft der Nerv inmitten eines soliden Stranges und endigt nach und nach in der Substanz des letztern selbst; es befindet sich hier eine grosse Menge eingelagerter Kerne, so dass das Gewebe Aehnlichkeit mit Knorpel erhält. Im Jahre 1857 dehnte Leydig (50) seine Theorie auch auf die Säugethiere aus; die wahre Endigung des Nerven wäre der solide mit einem feinen Canale versehene Central-Strang. Keferstein (38) (1858) bestritt die Ansicht Leydig's, und behauptete, dass die granulirte Terminalfaser (Canal von Leydig) sich manchmal gabelig theilt und in einen Knopf endigt, von welchem sehr oft feine Ausläufer ausgingen. In diesem Knopf befindet sich sehr constant ein dunkler Raum. Bei den Vögeln findet man dasselbe; Keferstein scheint jedoch bei denselben den ganzen Innenkolben als Terminalfaser aufgefasst zu haben. Nach Virchow (83) endigt der Axencylinder einfach, oder, was öfters vorkommt, mit kleinen kolbigen Anschwellungen. W. Krause (39) (1860) betrachtet die Nervenfaser, die im Innenkolben verläuft, als eine mit einer halbflüssigen, homogenen Substanz erfüllte Röhre, in welcher Fett und Albumin enthalten sei, und lässt sie mit einer knopfförmigen Anschwellung aufhören. Dieselbe Endigungsweise soll auch bei Vögeln vorhanden sein. Iacubowitsch (36) (1860) glaubt, dass der nackte Axencylinder in einer oder mehreren Nervenzellen endige. Engelmann (17) (1863) betrachtet den Innenkolben als eine Fortsetzung der Markscheide, in dessen Innern der Axencylinder verläuft und in einen Knopf oder eine Verdickung ausgeht. Hoyer (33) (1864) sah den Nerven stets mit einer knopfförmigen Anschwellung aufhören, in welcher hier und da etwas wie ein Raum zu sehen ist. Nach der Beschreibung von Ciaccio (13) (1864) theilt sich die Terminalfaser stets am Ende des Innenkolbens, und endigt jeder Zweig in einer Ganglienzelle, in deren Hülle die Schwann'sche Scheide übergeht und in deren Protoplasma der Axencylinder sich verliert; sie besitzt einen deutlichen mit einem Kernkörperchen versehenen Kern. Nach ihm soll eine Fortsetzung der Schwann'schen Scheide die blasse Terminalfaser begleiten. Paladino (67) (1866) ist der Ansicht, dass beim Menschen die Pacini'schen Körperchen von einem reichen Netz von Nervenfasern durchzogen sind. Die Nerven treten an den Polen der Kapsel, sowie auch an irgend einer Stelle der Peripherie, besonders durch den Stiel, in eigenthümliche Fascikel geordnet, ein; die Fasern sollen ihre Endigung in den Interkapsularräumen mit besonderen Nervenzellen finden. Bei der Katze will er dieses Netz nicht gefunden haben. Nach Beale (5) (1867) theilt sich die Spitze der Terminalfaser in mehrere Zweige, die in Form feiner, granulirter Fasern durch die Lamellen der Kapsel nach unten verlaufen und in Verbindung mit den zahlreichen Zellen derselben zu stehen scheinen. Einige Male konnte er feine Fasern wahrnehmen, die, von den Kernen ausgehend, nach unten zu der dunkelcontourirten Nervenfaser zu gehen schienen. Nach Bruch (6) (1868) befinden sich in den Körperchen des Mesenteriums der Katze oft blasse mit Kernen versehene Fasern, die die Fortsetzung der Terminalfaser sind; sie treten durch die Kapsel wieder heraus und verlieren sich in dem umgebenden Bindegewebe. Die Endigung des Nerven fände also nicht nur in den Körperchen selbst, sondern auch in dem umliegenden Gewebe statt. Michelson (60) (1869) lässt den Nerven in eine birnförmige Anschwellung endigen, die keine Ganglienzelle sei. Nach Grandry (23) (1869) theilt sich das Ende der Terminalfaser in eine grosse Zahl feiner Fibrillen, die alle in einer runden granulirten Masse endigen; dasselbe soll bei Vögeln stattfinden. Goujon (24) (1869) ist der Meinung, dass die Terminalfaser, nach verschiedener Art und Weise des Verlaufs, in den Körperchen des Schnabels des Papagei's in ein abgeplattetes erweitertes Ende übergehe oder einfach abgerundet aufhöre. Nach Nepveu (62) ist die Endanschwellung eine Terminalganglienzelle.

Ihlder (35) (1870) lässt die Terminalfaser im Innern des Innenkolbens verlaufen; sie ist abgeplattet und hohl, und endigt in einer Nervenzelle, deren Kern des granulirten Inhalts wegen schwer zu sehen ist. In einer spätern sehr ausführlichen Arbeit vertheidigt Ciaccio (14) seine frühere Ansicht; die Ganglienzelle soll denjenigen des Kleinhirns sehr ähnlich sein, in ihren Kern sah er manchmal einige Fasern des Axencylinders eintreten und dort endigen. Key und Retzius (40) (1873) fanden, dass die Terminalfaser gewöhnlich sich in verschiedene Fibrillen theilt, die einen sehr mannichfaltigen Verlauf haben; stets endigt jedoch der Nerv, entweder getheilt oder ungetheilt, in sogenannten «Endknopsen», die aus einer granulirten glänzenden Masse bestehen und deren Oberfläche sehr oft höckerig ist. In diese Masse senkt sich die Terminalfaser, deren Fibrillen im Augenblick des Eintretens ein wenig aus einander weichen, ein. In vielen dieser Knospen sieht man eine Eintheilung in rundliche, dicht zusammenliegende Partien, in welchen jede einzelne Fibrille ihr Ende findet. Nach der Beschreibung von A. Budge (7) (1873) befinden sich um die Terminalfaser herum zahlreiche Zellen, die durch ihre Form und Grösse leicht von den im Innenkolben vorhandenen bindegewebigen Gebilden zu unterscheiden sind. Der Nerv schwillt an seinem Ende etwas an, was durch ein Auseinanderweichen der Fibrillen verursacht wird. Letztere «gehen um die schon erwähnten Zellen herum, legen sich wieder an einander und verzweigen sich von Neuem. Es entsteht somit ein Netzwerk, welches mehr oder minder vollständig die Zellen in sich aufnimmt.» Nach Przewoski (68) (1875) endigt der Nerv beim Menschen mit einer kolbenförmigen Verdickung. Schäfer (76) (1875) lässt die Terminalfaser in einer homogenen oder granulirten Verbreiterung von sehr verschiedener Grösse endigen; wenn sie granulirt ist, sieht man die Fibrillen des Axencylinders sich in der Substanz ausbreiten; ist dieselbe sehr gross, so sieht man in ihr einen hellen Kern mit Kernkörperchen. Arndt (1) (1875) sah nie (bei der Katze) den nackten Axencylinder in knopfförmige Gebilde endigen; derselbe hörte abgerundet auf oder spitzte sich zu und verlor sich in der Molecularmasse des Innenkolbens.

Nach der spätern ausführlichen Mittheilung von Key und Retzius (41) (1876), endigt die Terminalfaser beim Menschen entweder ungetheilt, oder nachdem sie sich getheilt hat, stets in eine «Endknospe» von mannichfaltiger Lage und Form; dieselbe ist rund, birnförmig, pilzartig, etc., und besteht aus einer granulirten, höckerigen Masse. Diese Unebenheiten scheinen durch eine globuläre Zusammensetzung der Masse bedingt zu sein; in diesen globuli sollen die Fibrillen des Axencylinders einzeln endigen. Bei der Katze theilt sich die Terminalfaser selten; sie besitzt eine deutlich fibrilläre Structur, und sieht man um sie herum (wie auch beim Menschen) einen dünnen Anflug einer glänzenden Substanz, eine Art Umhüllung, die vielleicht eine Fortsetzung der Markscheide ist. Die Faser endigt immer in ähnliche Gebilde wie beim Menschen; sie sind jedoch etwas homogener, und ist die gewöhnlichste Form die eines Pilzhutes mit convexer Oberfläche; die globuli markiren sich besonders bei den grossen Knospen.

Wie aus dieser Uebersicht hervorgeht, gehen in Betreff der Endigung des Nerven im Innern des Körperchens die Beschreibungen ziemlich weit aus einander. Existirt eine freie Endigung, oder ist stets ein Endorgan vorhanden? Wenn letzteres der Fall ist, ist dasselbe eine Ganglienzelle oder nur eine einfache Anschwellung? Oder bilden vielleicht die Fibrillen des Axencylinders ein Netzwerk, in dessen Maschen die ihn umgebenden Zellen eingelagert sind? Oder bilden sie zwischen den Blättern der Kapsel ein Netzwerk? Um zu einer Ansicht in Betreff dieser verschiedenen Fragen zu gelangen, haben wir die Pacini'schen Körperchen der Katze gewählt. Da wir uns nur mit der Terminalfaser und ihrer Endigung beschäftigt haben, soll die Kapsel hier keine Berücksichtigung finden.

Die Körperchen wurden meistens ganz frisch in humor aqueus untersucht, hier und da auch mit Osmiumsäure gefärbt; erstere Methode ist jedoch stets vorzuziehen, wegen der Deutlichkeit der Bilder und weil man keinen durch das Reagens bedingten Täuschungen unterworfen ist. Wie bekannt, besteht der Innenkolben aus einer fein granulirten Masse, an deren Peripherie zahlreiche, durch die Osmiumsäure sehr deutlich werdende Kerne sich befinden. Hier und da sieht man auch einige in der Substanz selbst eingelagert. Durch die Mitte dieser cylindrischen Masse verläuft die blasse Terminalnervenfaser, in welcher bei starker Vergrösserung sehr deutlich longitudinale

Striae wahrzunehmen sind, die ohne Zweifel durch eine fibrilläre Zusammensetzung verursacht werden. Die Terminalfaser ist sehr verschieden dick, und hat gewöhnlich die Form eines Bandes; sehr oft verjüngt sie sich gegen das Ende, andere Male behält sie ihre Breite bei. Eine Theilung im Innenkolben selbst, was beim Menschen sehr oft vorzukommen scheint, haben wir nur sehr selten und dann stets fast am Ende des Innenkolbens beobachtet. Die Terminalfaser steht nicht in unmittelbarer Berührung mit der Masse des Innenkolbens, sondern ist von einer dünnen membranartigen Schichte homogener glänzender Substanz umgeben. Diese Schichte ist selten gleichmässig dick, besonders gegen das Ende zeigt sie circumscripte Verdickungen, die dem Nerven ein varicöses Aussehen geben. Diese Prominenzen sind ebenfalls sehr ausgesprochen, wenn die Terminalfaser sehr dünn ist; zwischen je zwei derselben ist die Hülle manchmal so dünn, dass sie kaum zu sehen ist. Sehr oft sieht man von diesen Prominenzen feine fadenförmige Fortsätze, die in die Masse des Innenkolbens sich einsenken, ausgehen (Fig. 23, Taf. II). Welcher Naturdiese Hülle und ihre Fortsätze seien, ist kaum möglich zu entscheiden; wahrscheinlich ist sie eine dünne Fortsetzung der Markscheide. Ob sie in irgend einer Beziehung zur Schwann'schen Scheide steht, lässt sich nicht sagen, weil sie gewöhnlich am Anfang der Terminalfaser, wo die Schwann'sche Scheide endigt, sehr dünn oder ganz unsichtbar ist.

Die Terminalfaser endigt gewöhnlich am Ende des Innenkolbens; in anderen Fällen verlässt sie den letztern und dringt durch mehrere Kapselschichten hindurch, wobei sie in ein Rohr eingeschlossen ist, welches von zahlreichen Kernen ausgekleidet wird, und an dessen Ausgang die Endigung stattfindet. Manchmal macht das Rohr eine Biegung, die der Nerv dann ebenfalls mitmacht; die Endigung findet dann nicht in der Fortsetzung der Axe des Innenkolbens statt, wie es gewöhnlich der Fall ist. Die letzte Endigung findet nun nach meinen Beobachtungen auf zweierlei Weise statt: entweder in einer freien Spitze oder in einer Anschwellung; letztere ist die allgemeine Regel, aber nicht die ausschliessliche, wie Key und Retzius behauptet haben. Die freie Endigung zeigt sich in verschiedener Weise: manchmal, nachdem die Nervenfaser dünner und etwas varicös geworden ist, spitzt sie sich zu einem etwas abgerundeten Ende zu (Fig. 12); andere Male läuft sie in eine dünne Spitze aus (Fig. 11, 14, während von den Varicositäten, die sich nahe derselben befinden, feine Fortsätze ausgehen. Zwischen diesen freien Endigungen und solchen in Anschwellungen befinden sich einige Zwischenstufen, wie Fig. 13 zeigt; das Ende der Faser plattet sich ab und hört mit einem zackigen Rande auf, dessen Zacken vielleicht die Spitzen der Fibrillen sind.

Die Endanschwellungen zeigen so verschiedene Formen, dass der Name «Endknospen» kaum auf dieselben passt. Sie bestehen aus einer fein granulirten, glänzenden höckrigen Masse; dieselbe erscheint in manchen Fällen als eine graduelle Erweiterung der Terminalfaser (Fig. 17, 18, 19), die nahe derselben ihre Längstreifung verliert und granulirt wird; in anderen Fällen behält der Nerv seine frühere Breite oder verjüngt sich sogare in wenig, um sich dann plötzlich in die Masse einzusenken (Fig. 20, 21, 22). In der Minderzahl der Fälle ist ihre Form rund (Fig. 16) oder pilzförmig (Fig. 22); im Allgemeinen ist sie unregelmässig drei- oder viereckig, von den Ecken oder Rändern gehen Fortsätze aus (Fig. 19, 21). Manchmal findet man an den Rändern Klümpchen einer glänzenden Substanz, ähnlich derjenigen, welche die blasse Nervenfaser umhüllt.

Die feinen Fortsätze der Endanschwellungen erinnern manchmal an diejenigen, welche die weissen Blutkörperchen ausschicken, wenn sie in Bewegung sind. Mehrmals glaubten wir in diesen Fortsätzen Formveränderungen zu beobachten, da solche, die zuerst spitz gewesen, später sich abgerundet hatten; mit Sicherheit können wir dies jedoch nicht behaupten. Manchmal stehen die Fortsätze in Berührung mit der Masse des Innenkolbens, gewöhnlich laufen sie jedoch frei aus. Wie die Fibrillen des Axencylinders sich zu den Endanschwellungen verhalten, vermögen wir nicht anzugeben. Niemals sahen wir an letzteren etwas, was uns berechtigte sie als Ganglienzellen aufzufassen. Wir haben also in den Pacini'schen Körperchen eine freie oder eine Endigung in Anschwellungen; erstere ist bei den Endkolben der Clitoris des Kaninchens die Regel, bei den Pacini'schen Körperchen die Ausnahme.

Nerven der Hornhaut.

Literatur.

1) Arnold, Fr.: Anatomische und physiologische Untersuchungen über das Auge des Menschen. 1832.

2) Arnold, Fr.: Handbuch der Anatomie des Menschen. 1851. Bd. II.

3) Arnold, Jul.: Die Bindehaut der Hornhaut und der Greisenbogen. Heidelberg 1860.

4) Beck: Die Verbindung des Sehnerven mit dem Augen- und Nasenknoten. Freiburg 1847.

5) Bochdalek: Im Bericht über die Naturforscher-Vers. in Prag 1837, p. 182, und Oestr. med. Jahrb. Bd. XX, p. 2 (Nerven der Sclera und Cornea).

6) Bochdalek: Ueber die Nerven der Sclerotica. Prager Vierteljahrschr. 1849. Bd. 24, p. 119.

7) Brücke, E.: Anatomische Beschreibung des menschlichen Augapfels. Berlin 1847.

8) Bogoslovsky: Regeneration der terminalen Hornhautnerven. Virchow's Arch. für path. Anat. Bd. 65. 1875.

9) Cohnheim, Jul.: Ueber die Endigungen der sensiblen Nerven in der Hornhaut der Säugethiere. Vorl. Mitth. Centralblatt für die med. Wissenschaft. 1866, Nr. 26.

10) Cohnheim, Jul.: Ueber die Endigungen der sensiblen Nerven in der Hornhaut. Virchow's Arch. für path. Anat. Bd. 38.

11) Coccius: Ueber Glaucom, Entzündung, etc. Leipzig 1859. s. a. Prager Vierteljahrschr. 1859. IV.

12) Coccius: Ueber die Ernährung der Hornhaut und die Serum führenden Gefässe im menschlichen Körper. 1852, p. 170.

13) Ciaccio, J.: On the nerves of the Cornea and on their distribution in the corneal tissue of man and animals. Referat im Quart. Journ. of microsc. Sc. 1863 July (citirt nach Henle's Jahresb. pro 1863).

14) Calembrun-Mercur, L.: Sulla terminazione dei Nervi nella Cornea. Giornale dell' Acad. di med. Torino 1875.

15) Durante, Fr.: Sulla terminazione dei nervi nella cornea. Richerche fatte nel laboratorio di Anatomia normale della università di Roma nell' anno 1872 publicate dal Dott. Fr. Todaro. Roma 1873.

16) Dwight: Monthly microsc. Journ. July 1869. (Hornhautnerven.)

17) Ditlevsen, J. G.: Fœlenervernes Endelse hos Mennesket og Hvirveldyret. Nord. med. Arkiv VIII, 11. 1876. (Nach Virchow's Jahresb. für 1876.)

18) Ditlevsen, J. G.: Ueber die Endigung der Gefühlsnerven in der Hornhaut. Nord. med. Arkiv X, 1, Nr. 5. 1878.

19) Engelmann, Th. W.: Ueber die Hornhaut des Auges. Leipzig 1867. 8°.

20) Engel: Zeitschrift der Gesellschaft der Aerzte in Wien. 4 Jahrgang, Heft 5. 1847.

21) Frey, A.: Handbuch der Histologie und Histochemie des Menschen. 5. Aufl. 1876, p. 673.

22) Gerlach: Handbuch der allgemeinen und speciellen Gewebelehre. Mainz 1848.

23) Hoyer, H.: Ueber die Nerven der Hornhaut. Archiv für microsc. Anatomie IX, p. 220. 1873.

24) Hoyer, H.: Ueber den Austritt von Nervenfasern in das Epithel der Hornhaut. Reicherts und Dubois-Reymond Archiv für Anat. und Physiol. 1866, p. 180.

25) Hueck: Die Bewegung der Krystalllinse. Dorpat 1839.

26) His, W.: Beiträge zur normalen und path. Histologie der Hornhaut. Basel 1856 s. a. Verhandlungen der physikalisch-medicinischen Gesellschaft in Würzburg. Bd. IV, p. 90.

27) Henle: Allgemeine Anatomie. Leipzig 1841.

28) Henle: Bericht über die Fortschritte der Anatomie für das Jahr 1856 und 1862.

29) Henle: Handbuch der systematischen Anatomie des Menschen. Bd. II, p. 633. 1873. 2. Aufl.

30) v. Hessling, Th.: Grundzüge der allgem. und spec. Gewebelehre des Menschen. Leipzig 1866.

31) Helfreich, H.: Ueber die Nerven der Conjunctiva und Sclera. Würzburg 1870. 8°.

32) Hulke: In Monthly microsc. Journ. Nobr. 1869, p. 227.

33) Inzani, G.: Recherches sur la terminaison des nerfs dans les muqueuses des sinus frontaux, traduit de l'italien par Jullien. Lyon médical, n° 10. 1872.

34) Inzani, G.: Ueber die Nerven der Cornea und der Zähne. Riv. clin. VII, p. 109. 1868.

35) Klein, E.: On the peripheral distribution of non medullated nerve fibres. Quarterly Journ. of microsc. Sc. Octob. 1871, p. 405; ferner: Centralblatt für die medic. Wissenschaften, Nr. 38. 1871.

36) Kühne, W.: Untersuchungen über das Protoplasma. 1864.

37) Kölliker: Ueber die Nerven der Hornhaut. Mittheilungen der naturforschenden Gesellschaft in Zürich 1848. Nr. 19.

38) Kölliker: Mikrosk. Anatomie. Bd. II. 2. Hälfte, p. 608.

39) Kölliker: Ueber die Nervenendigungen in der Hornhaut. Würzburger naturwissenschaft. Zeitschr. Bd. VI. 1866.

40) Kölliker: Gewebelehre. 5. Aufl. 1867.

41) Krause, W.: Die terminalen Körperchen der einfach sensiblen Nerven. Hannover 1860, p. 151; ferner: Ueber die Nervenendigungen. Zeitschrift für rat. Med. 3. Reihe, V. 1859.

42) Krause, W.: Allgemeine und mikrosk. Anatomie. 1876, p. 539.

43) Königstein, L.: Ueber die Nerven der Cornea. Wiener akad. Sitzungsber. 1877. LXXVI. 3. S. A. 17. S.

44) Kühne, W.: Gazette hebdomadaire. Tom. IX, n° 15. Paris, 11 avril 1862.

45) Königstein, L.: Das Verhältniss der Nerven zu den Hornhautkörperchen. Wiener akad. Sitzungsber., Abth. III. Bd. 71. S. 297, 1875.

46) Lipmann, H.: Ueber die Endigungen der Nerven im eigentlichen Gewebe und im hintern Epithel der Hornhaut des Frosches. Virchow's Archiv. für path. Anat. Bd. 48, p. 218.

47) Luschka: Die Nerven der durchsichtigen Augenhaut. Zeitschrift für rat. Med. 1850. Bd. X.

48) Luschka: Anatomie des Menschen. 1867. Bd. 3, p. 403.

49) Leydig, F.: Lehrbuch der Histologie. 1857.

50) Lightbody: On the comparative microscop. anatomy of the cornea of vertebrates. The Journ. of. anat. and physiology. I. 1866, p. 15.

51) Lavdowsky, M.: Ueber die Endigungen der Nerven in der Hornhaut und über das Verhältniss der saftführenden Canäle derselben zum lympatischen System überhaupt. Journ. für norm. und path. Histologie, Pharmacol. und clin. Med. Herausg. v. Budnew, etc. Bd. II, p. 65. St-Petersburg 1870.

52) Lavdowsky, M.: Das Saugadersystem und die Nerven der Cornea. Arch. für mikrosp. Anat. v. M. Schultze. VIII, p. 538.

53) Moseley, H. N.: Some remarks on the nerves of the Cornea of the rabbit and frog. Quart. Journ. of microsc. Sc. July 1871. Nr. 44. N. Ser.

54) Nikolajew Maksim: Zur Histologie der Hornhaut des menschl. Auges. Inaug.-Dissert. Petersburg 1868 (citirt nach Hoyer).

55) Pappenheim: Ueber die Nerven der Hornhaut, v. Ammon's Monatschr. für Medicin, Augenheilkunde und Chirurgie. Bd. II, p. 281. 1839.

56) Pappenheim: Nachträge zu meinen Untersuchungen über die Nerven der Hornhaut. Ibid. Bd. III.

57) Pappenheim: Specielle Gewebelehre des Auges. Breslau 1842. 8°.

58) Purkyne: Microscopisch-neurologische Beobachtungen. J. Müller's Arch. für Anatomie und Physiologie. 1845.

59) Petermöller: Die Nerven der Cornea. Zeitschr. für rat. Med. 3. Reihe. Bd. 34, p. 88.

60) Rahm: Mittheilungen aus der naturf. Gesellschaft in Zürich. Nr. 50. 1850.

61) Remak: Ueber die Enden der Nerven im elektrischen Organ der Zitterrochen. J. Müller's Arch. für Anat., etc. 1856, p. 467. (Kurze Notiz in einer Anmerkung gegen His' Angaben über die Nerven der Hornhaut.)

62) Rollett, A.: Ueber die Hornhaut. Stricker's Handbuch der Lehre von den Geweben, p. 1091. 1871.

63) Ribbert, H.: Beitrag zur Anatomie der Hautdecke bei Säugethieren. Inaug.-Dissert. Bonn 1878.

64) Schlemm: Rust's Handbuch der Chirurgie. 1832; ferner: Encyclopædisches Wörterbuch der med. Wissenschaften. Bd. IV, p. 22; ferner: Ammon's Zeitschrift für Ophtalm. Bd. I.

65) Strube: Der normale Bau der Hornhaut und die pathologischen Abweichungen in demselben. Dissert. inaug. Würzburg 1851.

66) Sæmisch Th.: Beiträge zur normalen und pathol. Histologie des Auges. Leipzig 1862.

67) v. Thanhoffer, L.: Beiträge zur Histologie der Hornhaut. Allg. med. Centralzeitung. Berlin 1873. Nr. 46.

68) Tolotschinow: Ueber die Nervenendigungen in

der Epithelschicht der Hornhaut vom Menschen. Inauguraldissert. St. Petersburg 1867; ferner: Medicynsky Wjestnik 1867. Nr. 44 (cit. nach Hoyer).

69) v. Thanhoffer, L.: Beiträge zur Histologie und Physiol. der Hornhaut. Arch. für pat. Anat. v. Virchow. Bd. 63. 1875.

70) Thin, G.: Ueber den Bau der Hornhaut. Arch. v. Virchow. 1875. Bd. 64.

71) Toldt, C.: Gewebelehre. 1877. p. 601.

72) Valentin: De functionibus nervorum cerebralium. Bernæ 1839; ferner: «Hirn- und Nervenlehre» in v. Sömmering's Lehrbuch der Anat. (Nerven der Cornea).

73) Waldeyer, W.: Microscopische Anatomie der Cornea im Handbuch der gesammten Augenheilkunde v. Græfe und Sämisch. 1874. Bd. I, p. 169.

Tastkugeln des Schnabels der Ente.

Literatur.

1) Asper: Die Tastorgane in Vogelzungen. Centralblatt für die med. Wissenschaften. 1876.

2) Ditlevsen, J. G.: Fœlenervernes Endelse hos Mennesket og Hvirveldyret. Nord. med. Arkiv. VIII, 11 (nach Virchow's Jahresbericht Literatur f. 1876).

3) Frey: Handbuch der Histologie und Histochemie. 1876, p. 355.

4) Grandry: Recherches sur les corpuscules de Pacini. Journal de l'anatomie et de la physiologie normale et pathologique. 1869.

5) Henle: Anatomie des Menschen. II. Bd. Vorwort zur zweiten Auflage, p. VI. 1876.

6) Hesse: Ueber die Tastkugeln des Entenschnabels. Archiv für Anat. und Physiol. von His, Braune und Du Bois-Reymond. 1878. Bd. IV. Heft 5 (5 Sept.).

7) Ihlder: Die Nervenendigungen in der Vogelzunge. Archiv für Anat., Physiol. und wissenschaftliche Medicin. 1870.

8) Krause, W.: Allgem. und microscop. Anatomie. 1876, p. 508.

9) Kraus, M.: Ueber den feineren Bau der Meissner'schen Tastkörperchen. — Sitzb. der k. Akad. der Wissenschaften in Wien. Bd. LXXVIII. III. Abth. Juni-Heft 1878. Sep.-Abdr. p. 7.

10) Key und Retzius: Studien in der Anatomie des Nervensystems und des Bindegewebes. 1876, 2. Hälfte.

11) Merkel: Tastzellen und Tastkörperchen bei den Hausthieren und bei Menschen. Archiv für microscopische Anatomie. 1875.

12) Merkel: Die Tastzellen der Ente. Archiv für microsc. Anatomie. 1878. 3. Heft.

13) Ranvier: Comptes rendus (26. Nov.) 1877.

14) Toldt: Gewebelehre. 1877. p. 231.

15) Bonnet R.: Studien über die Innervation der Haarbälge der Hausthiere. Morphologisches Jahrbuch von Gegenbaur. Bd. 4. 3. Heft. 1878.

Endkolben der Genitalien.

Literatur.

1) Fick: Lehrbuch der Anatomie des Menschen. 1845.

2) Kölliker und Nylander: Mikroskop. Anatomie. Bd. II. Zweite Hälfte. 1854.

3) Krause, W.: Zeitschrift für rat. Med. 3. Reihe. Bd. V, p. 35. 1858.

4) Krause, W.: Die terminalen Körperchen. 1860.

5) Tomsa: Sitzungsberichte der kais. Akadem. der Wissenschaften zu Wien. Bd. LI. H. I-V. 1865.

6) Polle und Krause: Die Nervenverbreitung in den weibl. Genitalien. 1865.

7) Krause: Zeitschr. für rat. Med. 3. Reihe. Bd. 28. 1866.

8) Finger: Zeitschr. für rat. Med. 3. Reihe. Bd. 28. 1866.

9) Bense: Zeitschr. für rat. Med. Bd. 33. 1868. Nervenendigungen in den Geschlechtsorganen.

10) Key und Retzius: Studien in der Anatomie des Nervensystems. 1876. Zweite Hälfte.

11) Krause, W.: Allgem. und microscop. Anatomie. 1876. Hannover.

12) Kölliker: Gewebelehre. 1867, p. 541 und 568.

Die Pacinischen Körper.

Literatur.

1) Arndt: Arch. für pathol. Anat. Bd. 65. 1875.

2) Andral: Observations et propositions d'anatomie de chirurgie et de médecine. — Thèse présentée à la faculté de médecine de Paris. 1837, p. 9.

3) Bowman: The Cyclopædia of Anatomy and Physiology. Vol. III 1847.

4) Bidder: Zur Lehre von dem Verhältniss der Ganglienkörper zu den Nervenfasern. Leipzig 1847.

5) Beale: The Medical Times and Gazette. 1867. Vol. I.

6) Bruch: Untersuchungen über die Entwickelung der Gewebe bei den warmblütigen Thieren. (Abdr. a. d. Abhandl. d. Senkenb. Gesellschaft. Bd. IV und VI 1868.)

7) Budge, A.: Centralblatt f. die med. Wissensch. 1873.

8) Blandin: Anatomie descriptive. Tom. II p. 675. Paris 1838.

9) Budge, J.: Holscher's Hannover'sche Annalen. Heft 3, p. 279. 1846.

10) Budge, J.: Memoranda der speciellen Physiologie des Menschen. Tab. IX.

11) Baumgärtner: Physiologischer Atlas. Stuttgart 1853. Tab. XI-XII.

12) Cruveilhier: Anatomie descriptive. Tom. IV 1836.

13) Ciaccio: Centralblatt für die med. Wissenschaft. 1864, Nr. 26.

14) Ciaccio: Memorie della Reale Academia delle Scienze di Torino. Ser. II. Tom. 25.

15) Drummond: Monthly Journ. Sept. 1853.

16) Ditlevsen, J. G.: Fœlenervernes Endelse hos Mennesket og Hvirveldyret. Nord. med. Arkiv VIII, 11. (Nach Virchow's Jahresb. Literat., p. 1876.)

17) Engelmann: Zeitschrift für wissenschaftl. Zoologie. Bd. 13. 1863.

18) Ecker: Erläuterungstafeln zur Physiologie. 2. Lief. 1853. Tab. XIII.

19) Funke: Lehrbuch der Physiologie. Bd. II, p. 17. 1858.

20) Frey: Handbuch der Histologie und Histochemie. 1876.

21) Fick, L.: Physiologische Anatomie. 1845, p. 425.

22) Gerlach: Handbuch der allgemeinen und speciellen Gewebelehre des menschl. Körpers. 2te Aufl. Mainz 1854.

23) Grandry: Journal de l'anatomie et de la physiologie norm. et pathol. 1869.

24) Goujon: Journal de l'anatomie et de la physiologie norm. et pathol. 1869.

25) Genersich, A.: A dalék az ember hasi együtterzö fonatan levö Pacini-testek ép-is körboncztanahoz (Beitrag zur normalen und pathologischen Histologie der menschlichen Pacini'schen Körperchen). Orvosi hetilap. Nr. 44, 45, 47, p. 60.

26) Guarini: Omodei. Annali univ. Vol. XCVII. 1841.

27) Gros: Comptes rendus. Tom. 23, Nr. 24.

28) Henle und Kölliker: Ueber die Pacini'schen Körperchen an den Nerven des Menschen und der Säugethiere. Zürich 1844.

29) Herbst: Die Pacini'schen Körper und ihre Bedeutung. Göttingen 1848.

30) Herbst: Göttingische gelehrte Anzeigen. Bd. III Stück 162-164. 1848. — Nachrichten v. d. G. A. Universität u. d. Kön. Gesellschaft der Wissensch. zu Göttingen. 1849, 1850, 1851.

31) Hassall: Mikroskop. Anat. des menschlichen Körpers in gesundem und krankem Zustande. Aus dem Engl. übersetzt von Dr. Otto Kohlschütter. Leipzig 1852.

32) Huxley: Quarterly Journal of microscopical science. Vol. II. 1854.

33) Hoyer: Arch. für Anat., Physiol. und wissensch. Med. 1864; — ferner in Moleschott's Untersuchungen. Bd. 10, p. 583.

34) Hyrtl: Oesterr. Zeitschrift für pract. Heilkunde. 1859, Nr. 47; — ferner: Lehrbuch der Anat. d. Menschen. 1875.

35) Ihlder: Arch. für Anat., Physiol. und wissensch. Med. 1870.

36) Jacubowitsch: Comptes rendus hebdom. des séances de l'académie des sciences. Tom. 50. 1860.

37) Kölliker: Zeitschrift für wissensch. Zoologie. Bd. V. 1854.

38) Keferstein: Nachrichten v. d. G. A. Universität. und der königl. Gesellschaft der Wissenschaft. zu Göttingen. 1858. Nr. 8.

39) Krause, W.: Die terminalen Körperchen. 1860.

40) Key und Retzius: Arch. für mikroskop. Anat. Bd. IX 1873.

41) Key und Retzius: Studien in der Anatomie des Nervensystems und des Bindegewebes. Zweite Hälfte, erste Abtheilung. 1876.

42) Krause, W.: Zeitschr. f. rat. Med. 3 R. Bd. 17, S. 278.

43) Kölliker: Gewebelehre. 1867.

44) Klein: Citirt in Krause's Allg. und mikrosk. Anat. (die Arbeit selbst war nicht aufzufinden).

45) Krause, W.: Allgemeine und mikrosk. Anat. 1876.

46) Kölliker: Mikrosk. Anatomie. 1850. Bd. II p. 514.

47) Krause, W.: Anat. Untersuchungen. 1861.

48) Lacauchie: Comptes rendus hebdom. des séances de l'académie des sciences. Tom. 17. 1843.

49) Leydig: Zeitschrift für wissensch. Zoologie. Bd. 5. 1854.

50) Leydig: Lehrbuch der vergleichenden Histologie. 1857.

51) Leydig: Arch. für mikrosk. Anat. Bd. IV. 1868.

52) Lavdowsky: Arbeiten der St-Petersburger Gesellschaft der Naturforscher. Bd. III. 1872 (im Jahresberichte von Hofmann und Schwalbe. Literat. 1872).

53) Lüdden, C.: Zeitschr. für wissensch. Zoologie. Bd. 12, S. 470.

54) Langer: Denkschrift d. Wiener Akad. Bd. III. 1851.

55) Langer: Papillæ nerveæ Vateri. Oesterr. med. Wochenschrift. 1845. Nr. 22, p. 666.

56) Leydig: Müller's Archiv. 1848, p. 527.

57) Luschka: Sitzungsbericht d. k. k. Akadem. der Wissenschaften zu Wien. 1857. Bd. 35, p. 112; — ferner: Archiv f. pathol. Anat. Bd. 13, p. 114.

58) Mayer, C. J.: Die Pacini'schen Körperchen an den Nerven des Menschen und der Säugethiere. Zürich 1844.

59) Mayer: Bonner Correspondenzblatt. 1843. Nr. 22.

60) Michelson: Arch. f. mikrosk. Anat. Bd. V. 1869.

61) Nicoladoni: Wiener med. Jahrbücher. 1873, S. 401.

62) Nepveu: In Krause's allg. u. mikrosk. Anat. citirt (es war nicht möglich die Arbeit selbst aufzufinden).

63) Osann: Bericht über die zootom. Anstalt zu Würzburg von A. Kölliker. 1849, p. 90.

64) Pacini: Nuovo Giornale dei Litterati. Tom. 32. Pisa 1836.

65) Pacini: Nuovi Organi, scoperti nel corpo umano. Pistoja 1840.

66) Pappenheim: Comptes rendus hebdom. des séances de l'académie des sciences. Tom. 23. 1846.

67) Palladino: Rendiconto della R. Academia delle Sienze fisiche e matematiche di Napoli. 1866.

68) Przewoski: Arch. f. pathol. Anatomie u. Physiol. u. f. klin. Medicin. Bd. 63. 1875.

69) Purkinje: Casper's Archiv. 1846. Heft 3, p. 272.

70) Reichert: Bemerkungen zur vergleichenden Naturforschung im Allgemeinen und vergleichende Beobachtungen über das Bindegewebe und die verwandten Gebilde. Dorpat 1845.

71) Rauber: Vater'sche Körper der Bänder- u. Periostnerven. Neustadt a. H. 1865.

72) Rauber: Untersuchungen über das Vorkommen und die Bedeutung der Vater'schen Körper. München 1867.

73) Rauber: Ueber Nervenendigung in den Sehnenscheiden. Sitzungsber. der Leipziger Naturf.-Gesellschaft. 1876. 21. Januar.

74) Rumpelt: Hæser's Archiv. 1846. Heft 3, p. 272.

75) Strahl: Archiv f. Anat., Physiol. und wissensch. Med. 1848.

76) Schäfer, Edward: Quarterly Journal of microscop. Science. New Series, Nr. LVIII, April 1875.

77) Schweigger-Seidel: Virchow's Arch. Bd. 37, S. 230.

78) Schulze, Max.: In Stricker's Handbuch der Gewebelehre. 1871.

79) Sharpey: Dr. Quain's anatomy, 5 edition. London 1848. by Dr. Quain and Dr. Sharpey, p. CCXX.

80) Todd und Bowman: The Physiological Anatomy and Phys. of man. Vol. I. 1845.

81) Toldt: Gewebelehre. 1877.

82) Vater: Diss. de Consensu Partium corporis humani. Vitembergae 1741. — Museum anatomicum. Helmstadii 1750.

83) Virchow: Die Cellularpathologie. Berlin 1858.

84) Valentin: Handbuch der Physiol. 1846. Bd. II.

85) Will: Sitzungsber. der K. Akademie der Wissensch. zu Wien. 1850. Bd. IV.

86) Wagner, R.: Neurologische Untersuchung. Göttingen 1854, p. 139.

Erklärung der Abbildungen.

Fig. 1 (Taf. I) und Fig. 18 und 19 (Taf. II) wurden mit Immersion Nr. 13 und Ocular 3 von Hartnack bei eingeschobenem Tubus gezeichnet, Fig. 8, 9 und 10 (Taf. II) mit Objectiv 6 und Ocular 1 von Verick bei eingeschobenem Tubus; alle übrigen Figuren wurden mit Objectiv 7 und Ocular 1 von Verick gezeichnet.

Tafel I.

Fig. 1. Hornhautzelle des Canarienvogels, durch zwei Ausläufer mit einem vorübergehenden Nerven in Verbindung.

Fig. 2. Axenfibrille aus dem Stromaplexus der Taube, die in den Ausläufern von vier Hornhautzellen endigt.

Fig. 3. Eine ähnliche Axenfibrille der Taube, die nur in einer Zelle endigt.

Fig. 4. Zwei, von verschiedenen Nerven stammende Axenfibrillen des Stromaplexus der Taube, die in demselben Fortsatz einer Hornhautzelle endigen.

Fig. 5. Freie Endigung der Axenfibrillen in den oberflächlichsten Schichten des Epithels der Hornhaut des Kaninchens, von der Fläche gesehen.

Tafel II.

Fig. 1, 4 und 5. Tastkugeln der weichen Papillen der Zunge der ausgewachsenen Ente, in welchen statt des gewöhnlichen Bildes der Tastscheibe ein abgeplattetes Bläschen zu sehen ist. In Fig. 1 sieht man sehr deutlich die Endigung des Nerven in demselben und den unmittelbaren Uebergang der Schwann'schen Scheide in die Membran desselben. In Fig. 4 und 5 ist die Verbindung des Nerven mit dem Bläschen nicht so deutlich.

Fig. 2. Tastkugeln der weichen Papillen der Zunge, zu welchen eine markhaltige Nervenfaser tritt und nach Durchbohrung der Kapsel in zwei Tastscheiben endigt.

Fig. 3. Tastkugeln, in welchen der Nerv im Augenblicke der Verbindung mit der Tastscheibe zu einer dreieckigen Abplattung sich erweitert.

Fig. 6. Tastkugeln, mit Picrocarmin gefärbt; die Tastscheiben sind fast ungefärbt geblieben, nur eine feine Granulirung ist an ihnen zu bemerken.

Fig. 7. Scheitel einer weichen Papille der Zunge der ausgewachsenen Ente, in welcher eine Tastkugel mit dem Epithel durch einige strangförmig geordnete Epithelzellen in Zusammenhang steht; letztere sind Ueberreste von Epithelzapfen des Embryos.

Fig. 8 und 9. Kleine Papillen der Zunge eines Entenembryo, von Epithelzapfen besetzt, deren am tiefsten liegende Zellen zu Tastkugeln sich entwickeln.

Fig. 10. Scheitel einer grossen Papille eines Entenembryo; zwischen den Zellen, welche denselben erfüllen, sieht man einige die sich zu Tastkugeln entwickeln.

Fig. 11-22. Varietäten der Endigung der blassen Nervenfasern im Innenkolben der Pacini'schen Körperchen des Mesenteriums der Katze.

Fig. 23. Blasse Terminalfaser, die in der Mitte des Innenkolbens der Pacini'schen Körperchen des Mesenteriums der Katze verläuft; man sieht an ihr die Hülle und die feinen Fortsätze, die von den Verdickungen der letzteren in die Masse des Innenkolbens eindringen.

Tafel III.

Fig. 1, 2, 3, 6, 8, 12, 13, 14, 16, 17 und 19. Endkolben der Clitoris des Kaninchens, die sich in der Glans oder in der Nähe derselben befinden.

Fig. 4, 5, 7, 10, 11, 15 und 18. Endkolben der Clitoris des Kaninchens die in der Schleimhaut der Scheide, die sich auf der Clitoris befindet, liegen.

Fig. 9 und 20. Frei auslaufende Nerven der Schleimhaut der Clitoris, die sich nahe der Oberfläche verlieren.

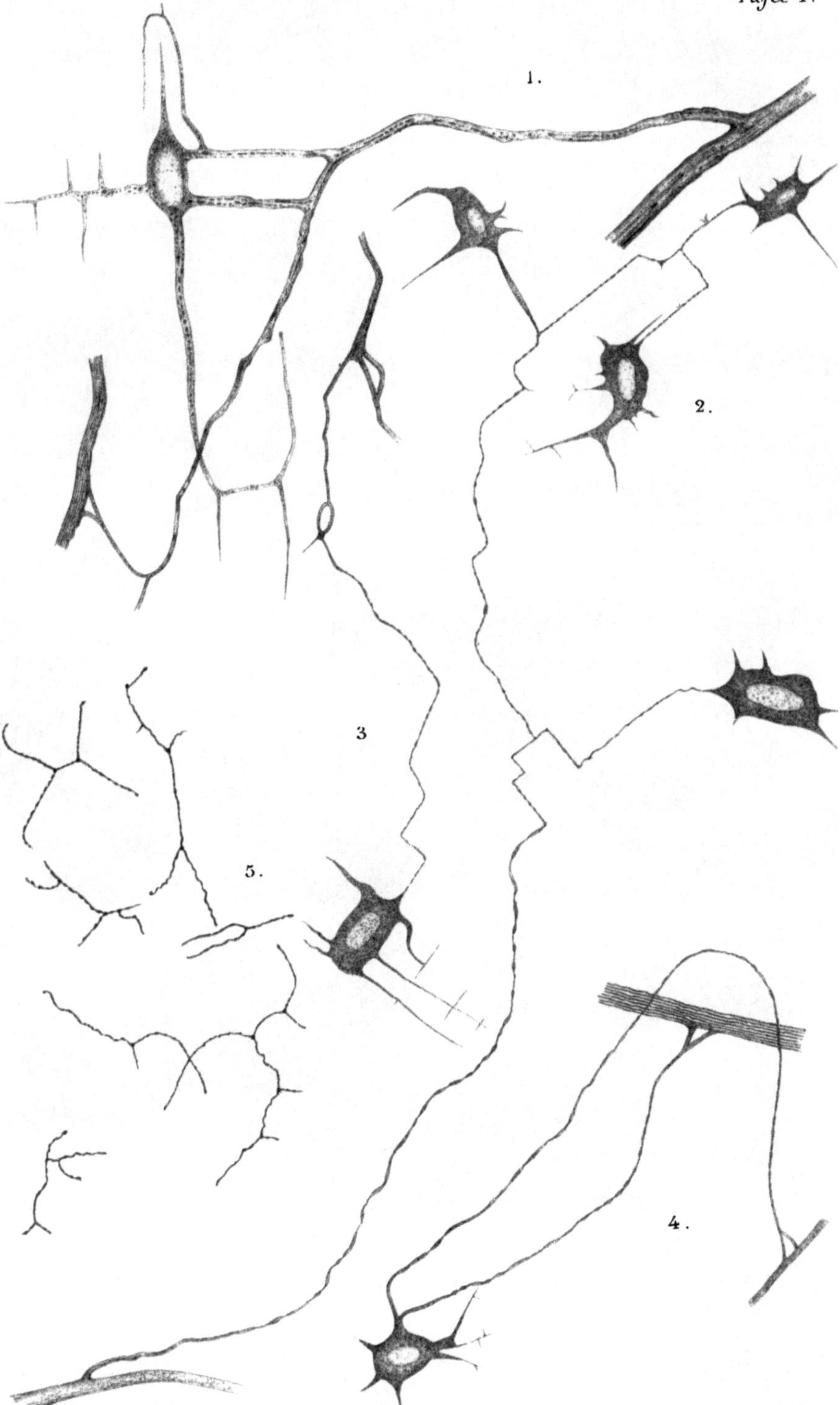

Wittmaack, del.

Lith. L. Fassoli Strassbg.

Tafel II.

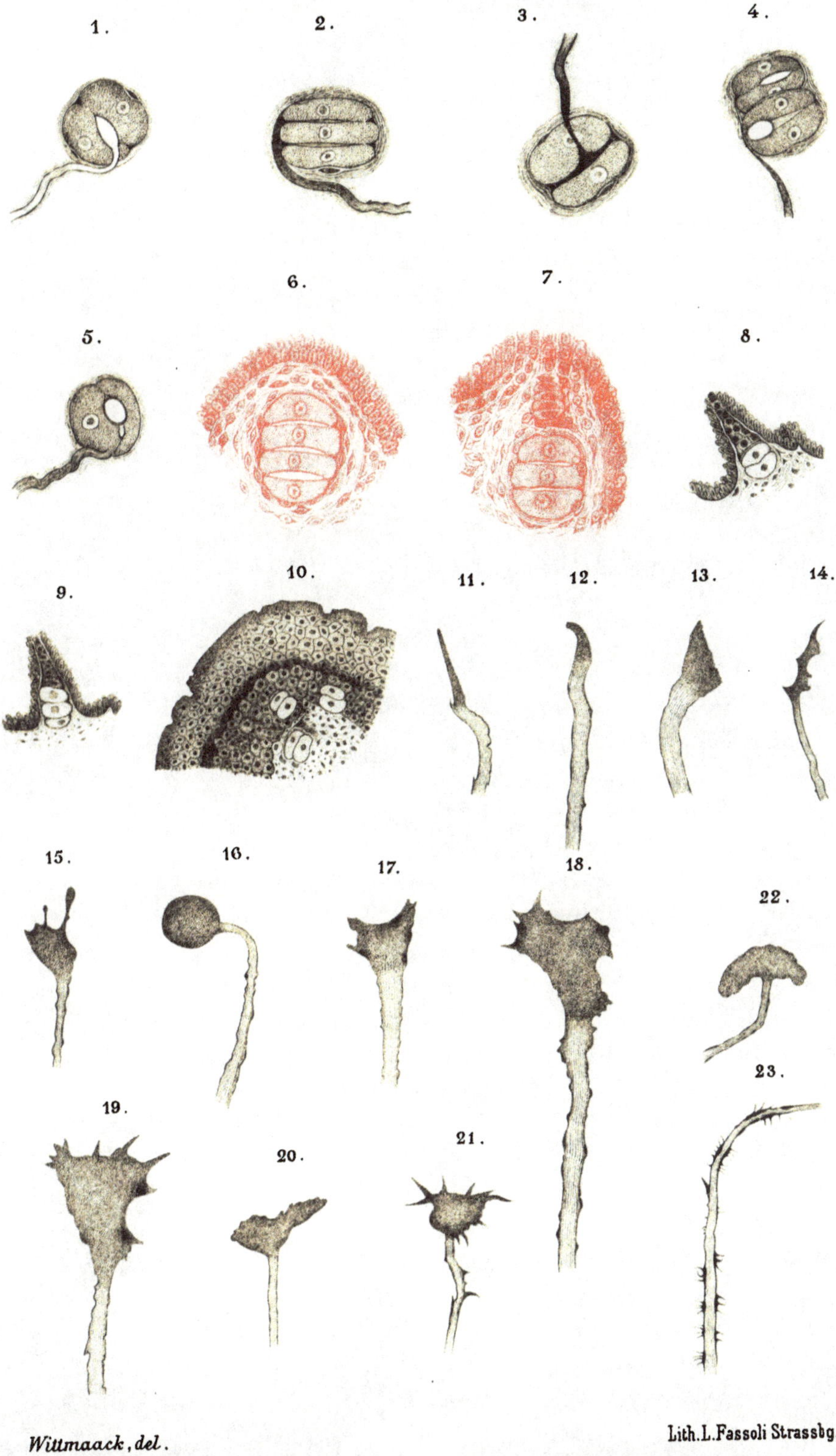

Wittmaack, del.

Lith. L. Fassoli Strassbg.

Tafel III.

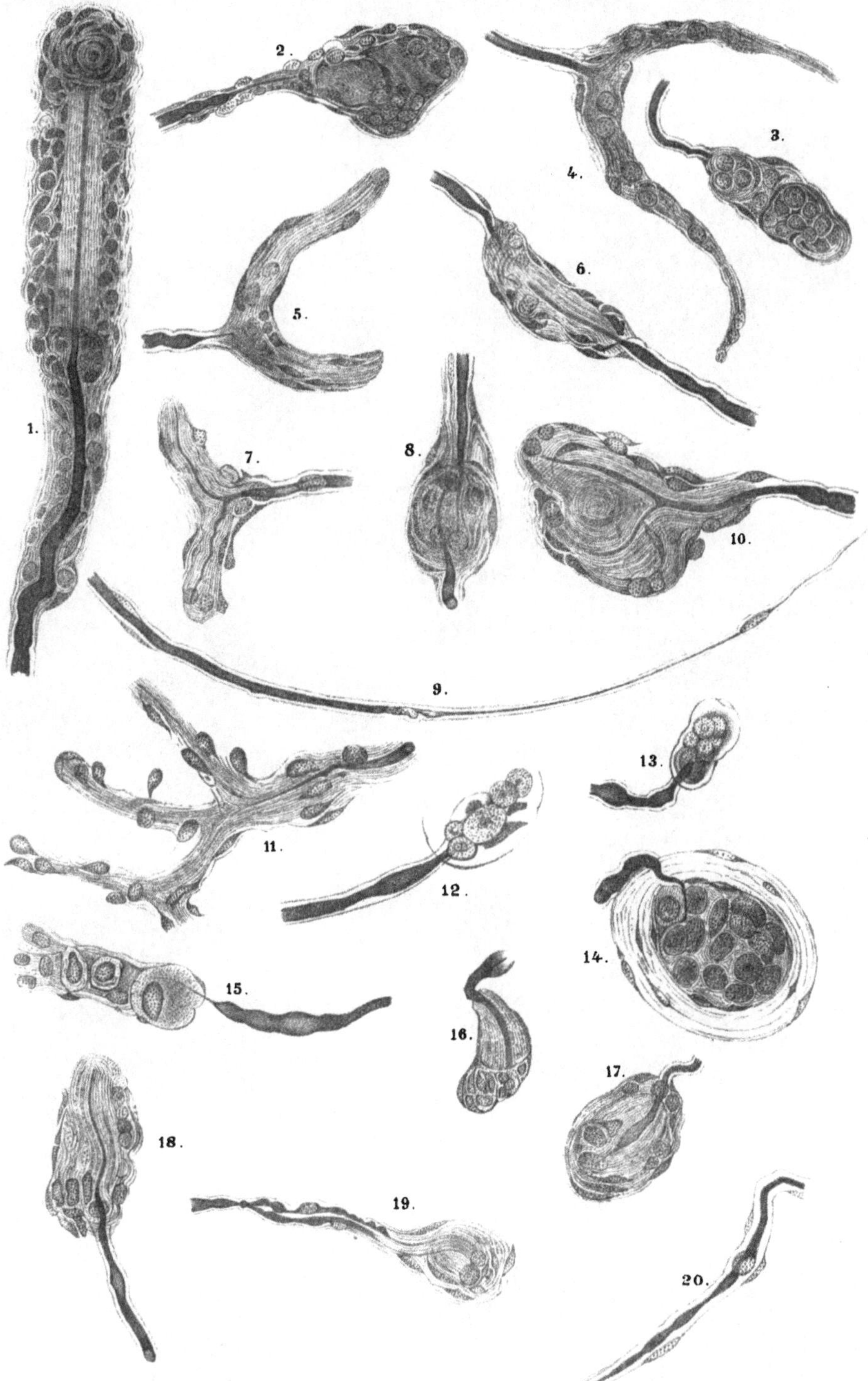

Wittmaack, del.

Lith. L. Fassoli Strassbg.

FSC
www.fsc.org
MIX
Papier | Fördert gute Waldnutzung
FSC® C083411

Zeitfracht Medien GmbH
Ferdinand-Jühlke-Straße 7
99095 Erfurt, Deutschland
produktsicherheit@kolibri360.de